東京醫科大學榮譽教授
高澤 謙二 著
林詠純 譯

早晚1分鐘，養成好血管體質，
不只高血壓／高血脂／糖尿病／抽菸族群，
全齡適用家庭保健書

預防猝死超圖解

図解 最新医学でわかった突然死にならない方法
血管の病気はいちばん怖い

MOOK

昨天還好好的人，因為突如其來的症狀、

在24小時內去世，這就是**「猝死」。**

日本每年猝死的人數是10萬人，

相當於**總死亡人數的約2成。**

猝死一點也不稀奇，

在任何人身上都有可能發生。

最常見的猝死原因是心肌梗塞等心臟疾病。

出現症狀後1個小時內死亡的案例佔了7成。

其次是腦中風，第3名則是主動脈瘤破裂與主動脈瘤剝離

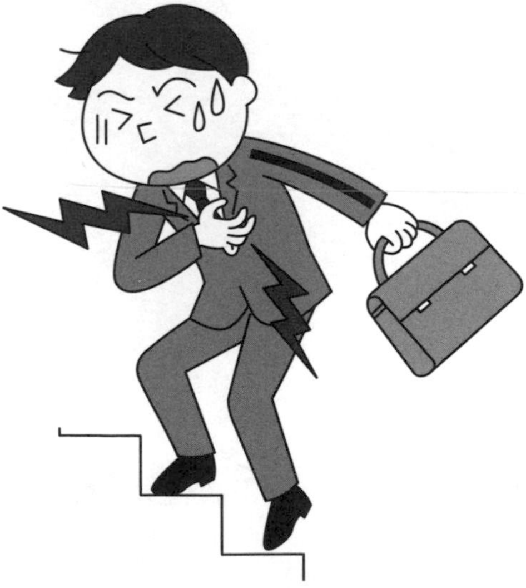

這些全部都是血管的疾病。

9成的猝死都是因為血管事故。

近年來雖然新冠病毒疫情肆虐，

但造成猝死的疾病當中，

最可怕的還是血管疾病。

新冠病毒最怕人傳人，

但血管疾病不會傳染，

只要自己擁有充分的知識就能預防。

有句話說「人會和血管一起老化」。

但是**血管的老化沒有自覺症狀**（自我察覺的症狀）。

血管內側沒有知覺神經，所以就算壞膽固醇累積，

血管變窄，血管面積剩不到一半，動脈失去彈性而硬化，也不會有任何感覺。

如果發生心肌梗塞或腦中風等「血管事故」，周圍的人全都會驚訝地說：

「怎麼會是他！昨天都還好好的啊！」

但血管疾病在發生之前沒有任何症狀，

也不會讓我們察覺到異常，

簡直就是**沉默殺手（Silent Killer）。**

因為沒有症狀，也無法感覺到累了就會想去休息，
或者頭痛了就會去醫院就診，
即使平常注重健康的人也會發生。
最近因飲食西化與壓力等關係，**30～40歲**的年輕人也很多有血管的問題，
甚至也有出現症狀就為時已晚的案例……。
不過，**猝死其實是可以靠著知識預防的。**
只要仔細傾聽血管無聲的呼喊，
親自感覺血管的疼痛，
自己預防絕對是一件很重要的事情。

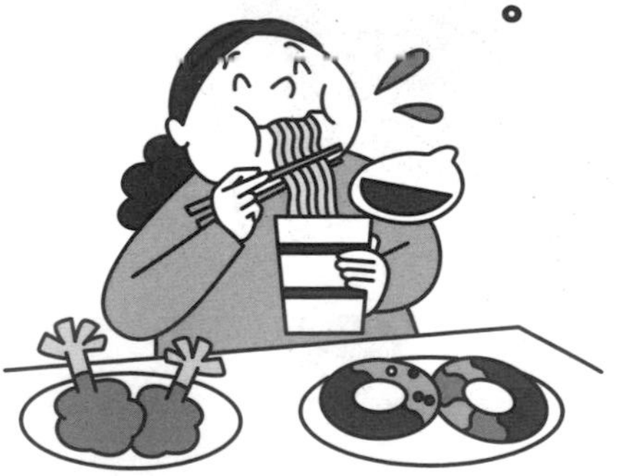

那麼，該怎麼預防

造成猝死的血管疾病呢？

血管事故的4大危險因子分別是：

①高血壓　②血脂異常

③糖尿病　④吸菸

首先要做的是

每年接受1次健康檢查，

好好地確認身體的狀態吧！

其中尤其必須注意的是以下3項數值。

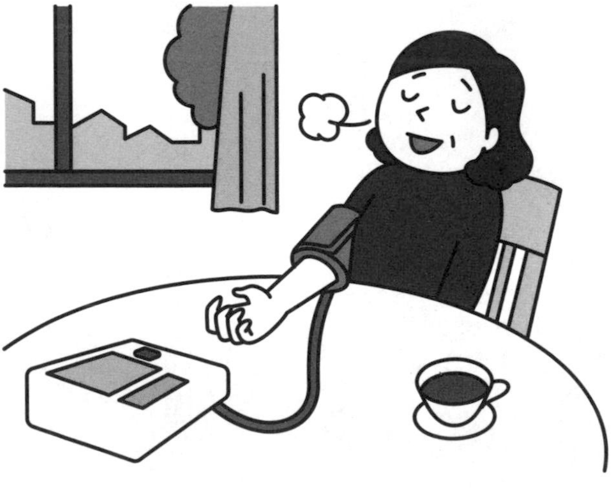

●高血壓

收縮壓（醫療機構的測量結果）140以上

●血脂異常

LDL（壞膽固醇）140以上

●糖尿病

糖化血色素（HbA1c）6.5%以上

如果這3項數值超過標準值就必須注意！請考慮前往醫療機構接受治療。

此外，改變飲食與運動等日常生活習慣也很重要。

接著就讓我們一起來看詳細的改善方法吧！

第1章

昨天還好好的人也可能猝死

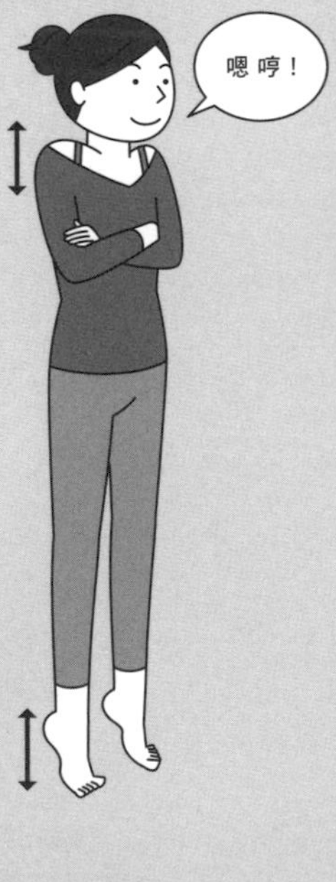

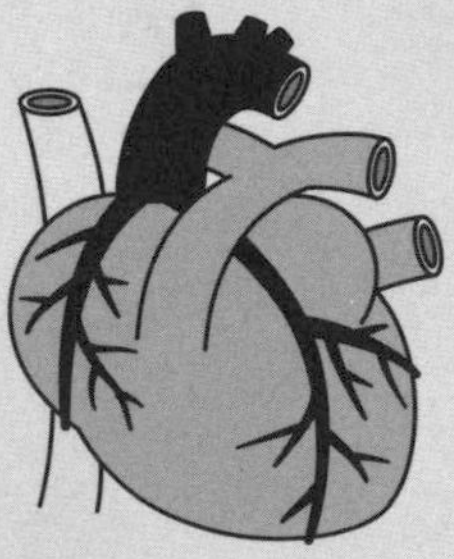

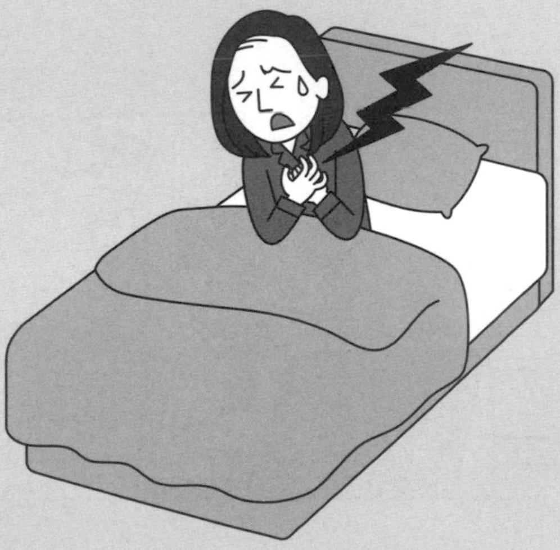

第 2 章

如何傾聽血管無聲的呼喊？

第3章

打造不老化、不阻塞的血管

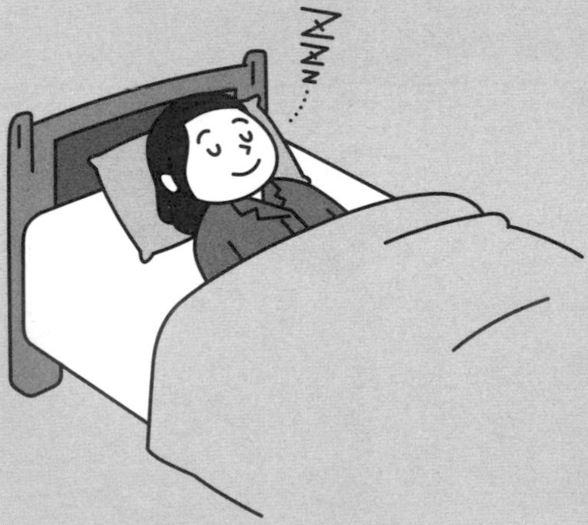

第4章

靠著飲食與運動，從體內打造年輕的血管

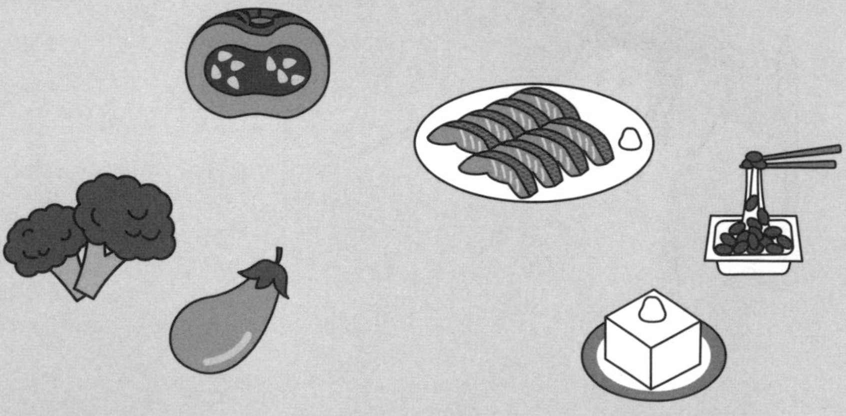

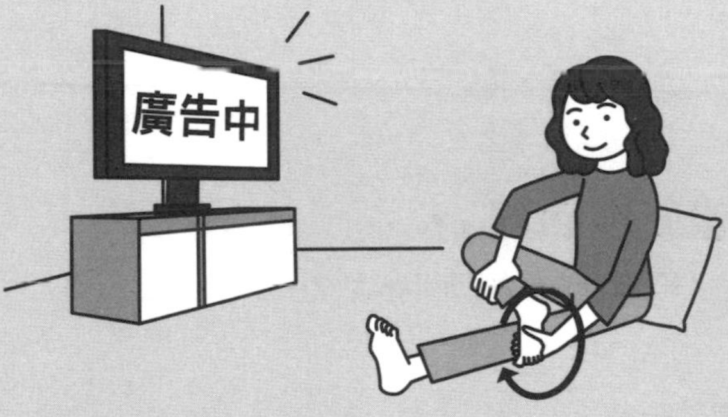
廣告中

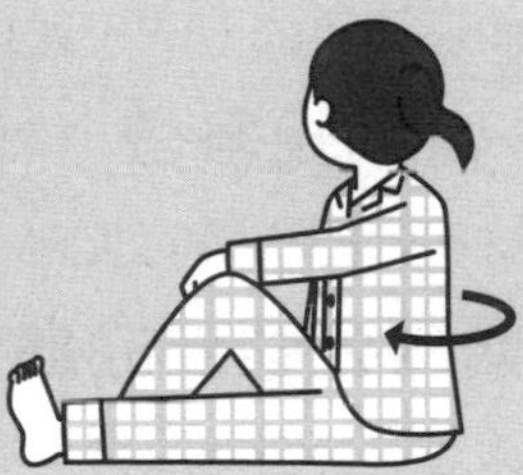

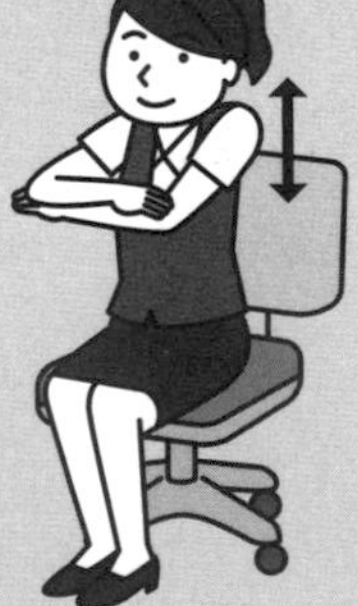

早晚1分鐘！

促進全身血液循環！

血管回春體操

「活動某個部位，血管就能回春」。

那麼，到底活動身體的哪個部位能夠讓血管回春呢？

答案是**小腿**。

腿部距離心臟最遠，血流容易阻塞。

因此刺激被稱為**「第二心臟」**的小腿肌肉，

就能改善**血液循環**，也能有效地使**全身血管回春。**

而最簡單的方法，就是我所發明的這套血管回春體操。

只要**早晚各做 1 分鐘**，就能充分刺激小腿。

每次收縮小腿的肌肉，

累積在腿部的血液就會被**擠回心臟**。

透過這套體操改善全身血液循環，也能減輕心臟負擔，

只需要少許壓力就能使血液流動，因此也能降低**血壓**。

當然還能預防造成**心肌梗塞**與**腦中風**等疾病的

「血管事故」。

請務必從今天開始，幫助老化的血管回春吧！

活動第二心臟——小腿

基本姿勢（上下活動腳跟）

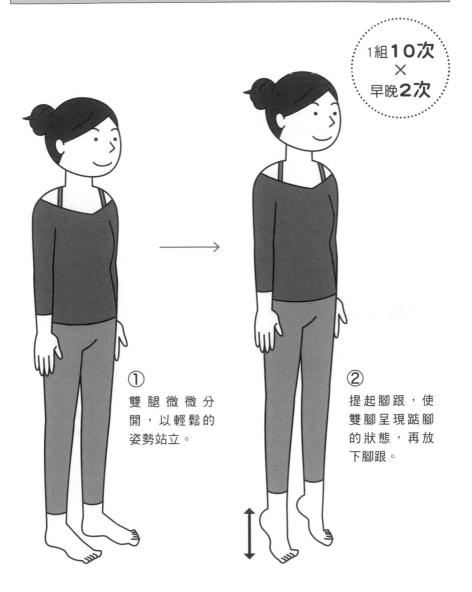

1組**10次**
×
早晚**2次**

①

雙腿微微分開，以輕鬆的姿勢站立。

②

提起腳跟，使雙腳呈現踮腳的狀態，再放下腳跟。

加上活動肩膀，同時改善上半身血液循環

抱胸姿勢

1組10次
×
早晚2次

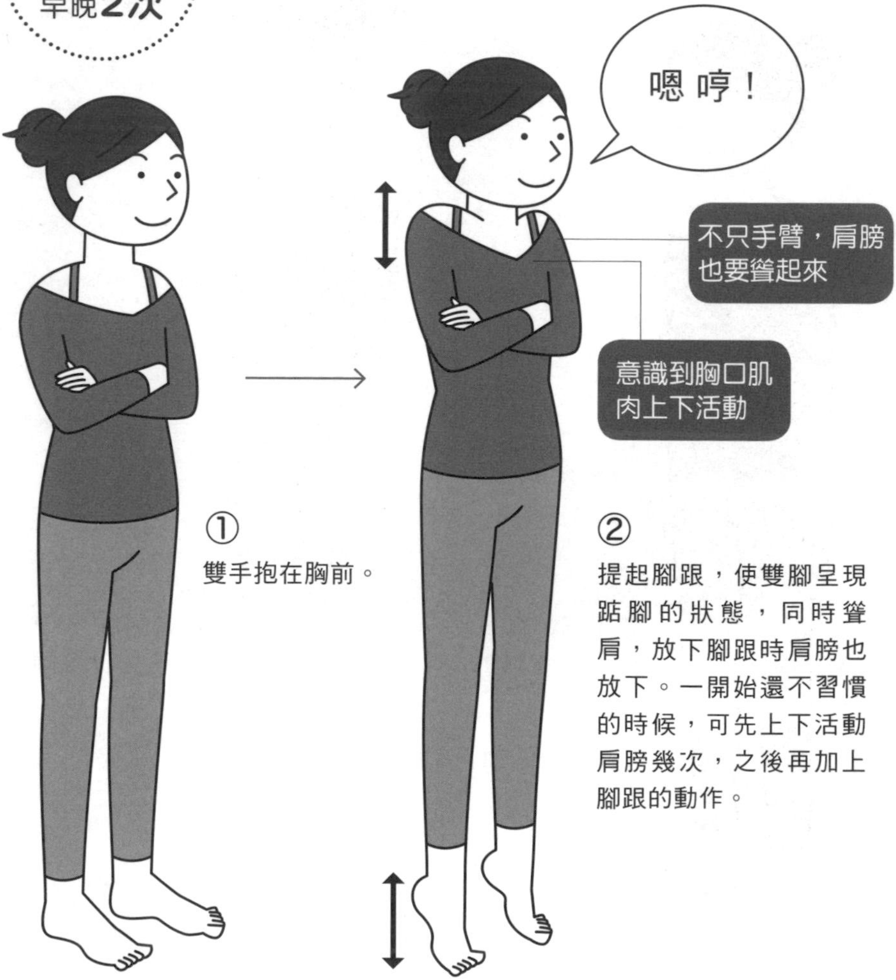
嗯哼！
不只手臂，肩膀也要聳起來
意識到胸口肌肉上下活動

①
雙手抱在胸前。

②
提起腳跟，使雙腳呈現踮腳的狀態，同時聳肩，放下腳跟時肩膀也放下。一開始還不習慣的時候，可先上下活動肩膀幾次，之後再加上腳跟的動作。

同時活動背部，全身暖呼呼

攤手姿勢

1組**10次**
×
早晚**2次**

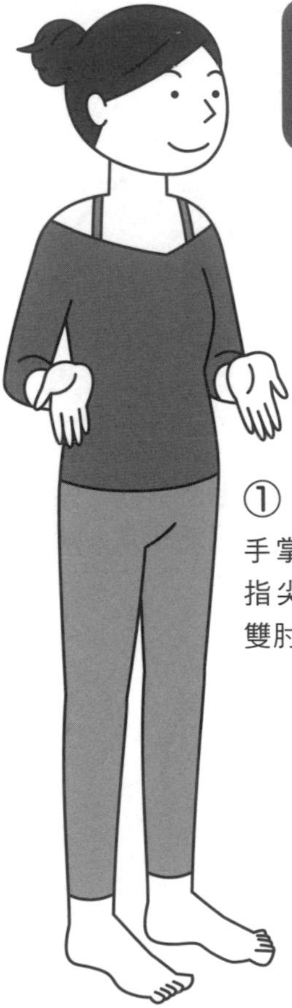

①

手掌朝著正面，
指尖朝向下方，
雙肘往後拉。

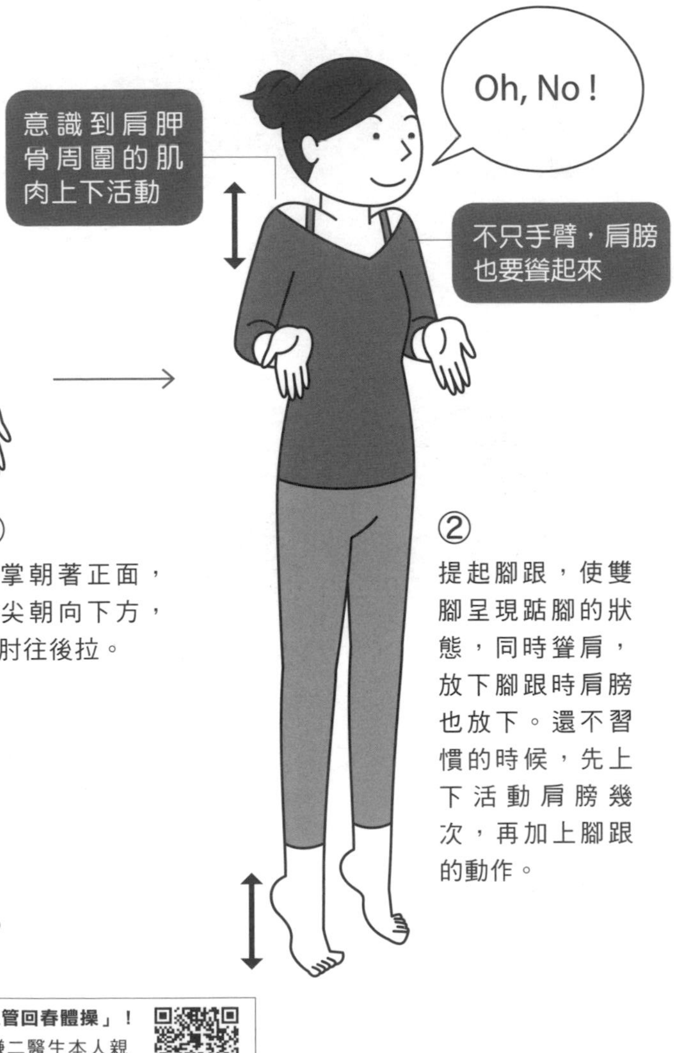
意識到肩胛骨周圍的肌肉上下活動
Oh, No !
不只手臂，肩膀也要聳起來

②

提起腳跟，使雙腳呈現踮腳的狀態，同時聳肩，放下腳跟時肩膀也放下。還不習慣的時候，先上下活動肩膀幾次，再加上腳跟的動作。

※上網搜尋「血管回春體操」！
可以看到高澤謙二醫生本人親自示範的影片。

如果體操很困難，躺著做也 OK ！

腳踝屈伸

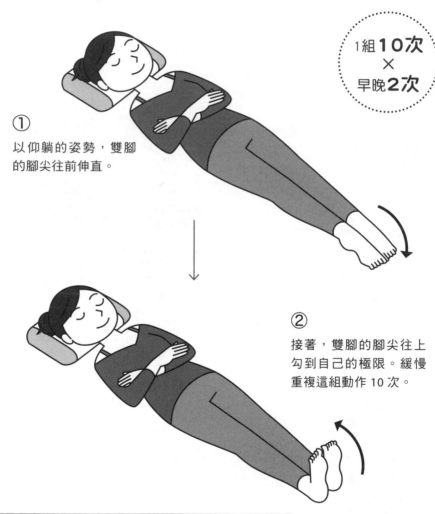

1組**10次**
×
早晚**2次**

①

以仰躺的姿勢，雙腳的腳尖往前伸直。

②

接著，雙腳的腳尖往上勾到自己的極限。緩慢重複這組動作 10 次。

- 建議早上醒來時躺在床上做。
- 若自己無法活動腳踝的人，由家人幫忙屈伸腳踝也有效果。
- 雙腳水腫的時候，將腳放在坐墊上抬高進行，就能消除水腫。

第 1 章

昨天
還好好的人
也可能猝死

發生在2成日本人身上的猝死是怎麼一回事？

「猝死」是看起來很健康的人沒有任何徵兆就突然歸西，而根據世界衛生組織（ＷＨＯ）的定義，猝死是**「發生於症狀出現後24小時以內的非預期內因性死亡」**。內因性死亡是心臟疾病、大腦疾病等引起的死亡，與事故、自殺或他殺等外傷引起的外因性死亡不同。

原本還好好的人某天突然倒下，並且就這樣死去，連道別都來不及，這樣的狀況不只對當事人，也對其家人與周遭的人，帶來無盡的悲傷與衝擊。

各位或許會覺得猝死是極少數的個案，但日本每年猝死的人數多達10萬人，**相當於全日本死亡人數的近2成**。猝死絕不少見，甚至可說是任何人都可能發生，而這10萬人當中，又有約6萬人屬於心臟異常造成的心因性猝死，換算下來，**死於心因性猝死的人數每天大約有160人**。

心因性猝死可能在短短的數分鐘內死亡，沒有任何預兆的狀況也不少，如果有預兆就能採取對策，但猝死就如字面所示突然發生，其特徵就是非常難以預防。

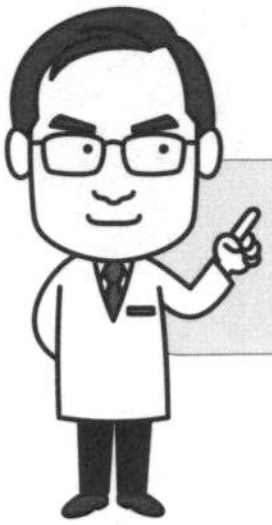

猝死是什麼？

發生於症狀出現後

24小時內非預期內因性死亡

日本的猝死數字

每年約**10萬人**

其中由心臟異常造成的案例

每年約**6萬人**

每天的心因性猝死人數

約**160人**

9成的猝死是因為「血管事故」

接著來看看猝死的詳細死因。九州大學自1960年代起，以福岡縣久山町的居民為對象，進行腦中風與心血管疾病等的調查，而左頁的圓餅圖就是長年累積下來的久山町研究資料。

根據這份資料，**猝死的第1名是缺血性心臟病與不明原因的急性心臟衰竭**，心臟疾病造成的猝死確實佔了整體的約半數；接著第2名是腦出血與蜘蛛膜下出血，也就是一般所說的腦中風，佔了整體的33％；第3名是主動脈瘤破裂與主動脈瘤剝離，佔了整體的12％。

缺血性心臟病（心絞痛與心肌梗塞）、腦中風、主動脈瘤破裂全部都是血管疾病，換句話說，**約9成的猝死都是由「血管事故」造成的。**反過來說，只要血管保持健康強壯的狀態，就能預防可怕的猝死。

大家常說人類的老化從血管開始，**血管的問題多半來自動脈變僵硬的老化現象，也就是「動脈硬化」**，這指的是膽固醇等物質在血管內累積，導致血管失去彈性的狀態。

血管是「沉默的器官」，就算發生異常也很難發現，直到發生心肌梗塞或腦中風時，才終於發現動脈硬化的可怕。

猝死的原因第1～3名是血管疾病

【不同症狀的猝死】

（204 例猝死 1962～2009 年）

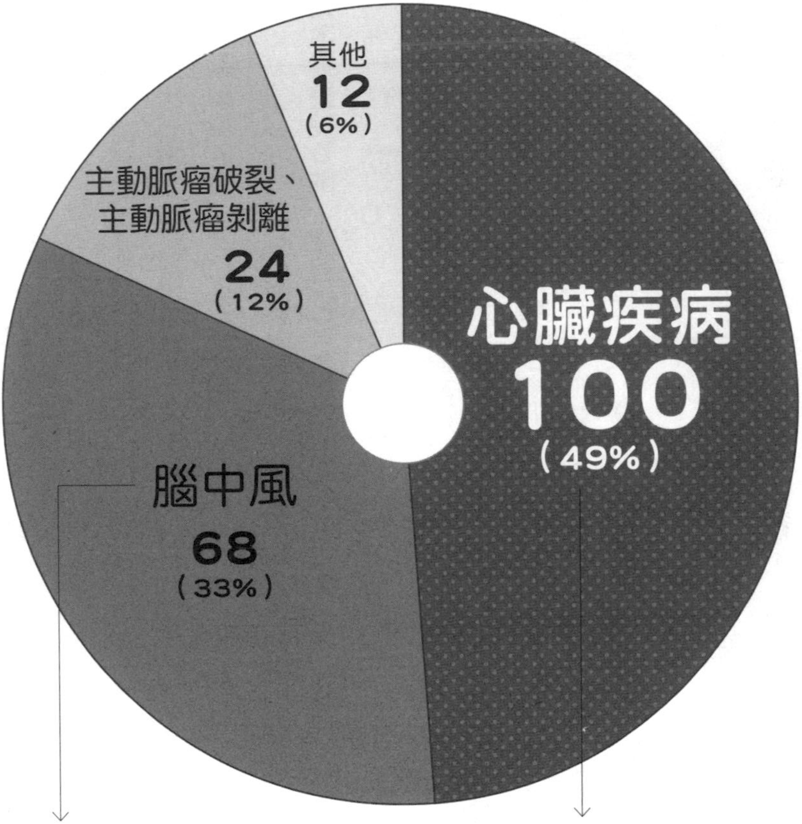

腦中風的詳細內容

- 腦出血 ……………44（21%）
- 蜘蛛膜下出血 ……20（10%）
- 腦梗塞 ……………4（2%）

心臟疾病的詳細內容

- 缺血性心臟病 ……………… 59（29%）
- 不明原因的急性心臟衰竭 … 23（11%）
- 高血壓性心臟病 …………… 10（5%）
- 心臟瓣膜疾病 ……………… 4（2%）
- 心臟澱粉樣變 ……………… 2（1%）
- 擴張性心肌病變 …………… 1（0.5%）
- 心室顫動 …………………… 1（0.5%）

（出處）
從久山町研究來看猝死的實際狀況
坂田智子 ①② 二宮利治 ①②

可怕的心臟病發作，多數在1小時內死亡！

接著，來看看猝死從症狀出現到死亡為止的時間與死因。首先是24小時以內死亡的情況，由心臟病造成的佔了約半數，是第1名；第2名是腦中風；第3名是主動脈瘤破裂．主動脈瘤剝離。

至於在症狀出現後**1小時內死亡的情況，可說是名符其實猝死，其中心臟疾病佔了壓倒性多數，達到67％。**而在24小時以內死亡排名第2的腦中風，只佔了11％，出乎意料地少，但主動脈瘤破裂．主動脈瘤剝離的比例則取而代之增加。

這個數據告訴我們，**1小時內死亡的案例在心臟疾病引發的猝死當中也特別多，屬於非常緊急的狀況。**如果是腦中風，即使大腦血管阻塞或破裂，也需要一點時間才會演變成呼吸停止，但如果心臟病發作，可能會在某天突然發生心室顫動等致命的心室性心律不整，導致心臟無法將血液送到全身，很快就會死亡。

心室顫動的治療必須與時間賽跑，屬於分秒必爭的緊急狀況，因此**察覺周圍人有異常時請不要猶豫，立刻叫救護車**，愈早發現，救回一命的可能性也愈高。最近因為AED（自動體外心臟除顫器）的普及，獲救的案例也逐漸增加。

1小時內的猝死約7成屬於心臟疾病

【從出現症狀到死亡的時間&死因】
（猝死 204 例，1962～2009 年）

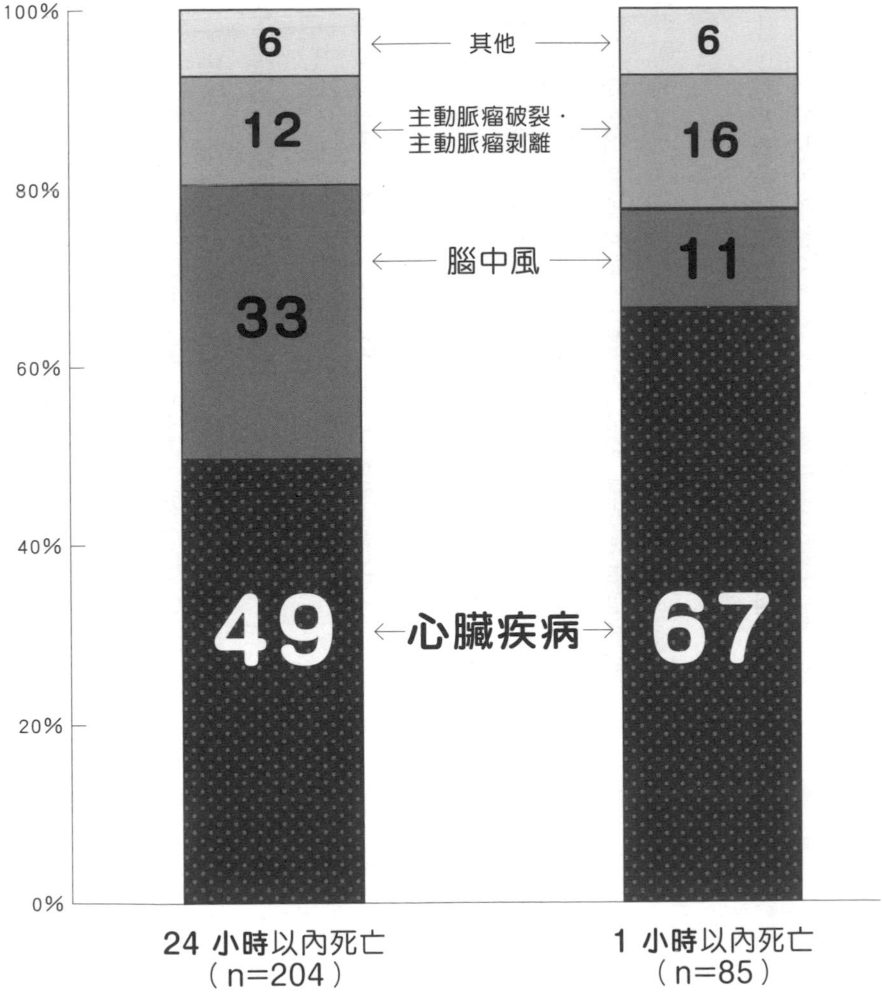

（出處）從久山町研究來看猝死的實際狀況 坂田智子 ①② 二宮利治 ①②

癌症是日本人的第1大死因？

根據厚生勞働省2019年的資料，日本人的第1大死因是「惡性新生物」，也就是癌症，比例遠高於第2名，佔了整體死亡人數的27.3%。**每3.6名日本人當中，就有1名死於癌症。**

第2名是心臟疾病，佔了整體的15.0%。換算下來，每6〜7人就有1人死於心肌梗塞或心臟衰竭等，因心臟功能停止所引起的疾病。

直到2016年為止，第3名都是肺炎，但到了2017年腦血管疾病的排名上升到第3名，衰老上升到第4名，而**自2018年起，衰老與腦血管疾病的排名就逆轉了。**推測衰老增加的背景除了社會整體的高齡化之外，或許也與觀念的改變有關，大家比起治療，更願意接受自然死亡。

此外，腦血管疾病造成的死亡減少的原因，或許也與日本的醫療水準提高，及早發現與治療的技術進步，以及為了預防高血壓而改善生活習慣的人逐漸增加有關。

如同前述，**癌症長達30年以上都是日本的第1大死因，那麼全世界的情況又是如何呢？**接著就詳細來看看。

癌症穩居第1名，衰老因高齡化來到第3名

【從主要死因別來看死亡率（每10萬人）的逐年變化】

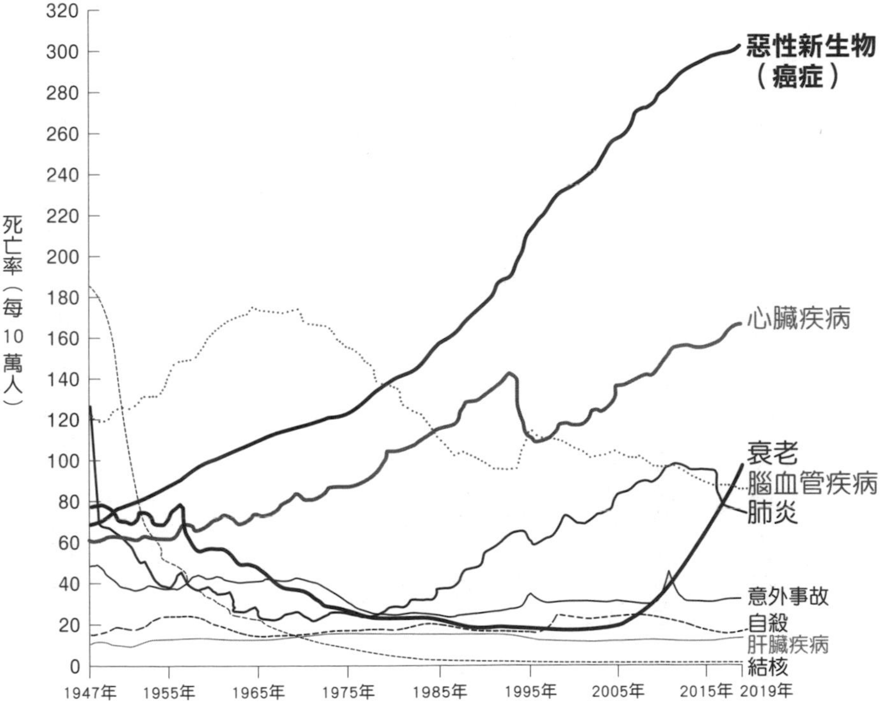

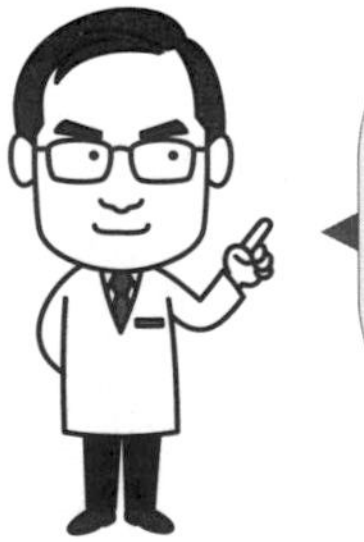

日本人的死因別，死亡數第 1 名是癌症、第 2 名是心臟疾病、第 3 名是衰老、第 4 名是腦血管疾病，第 5 名是肺炎。過去日本人的三大死因是「癌症、心臟病、腦中風」，但現在反映高齡化社會，衰老與肺炎的比例逐漸提高。

（出處）厚生勞働省「令和元年（2019）人口動態統計月報年計（概數）概況」

其實第1、2大死因是「血管疾病」

接著來看WHO發表的**全球10大死因**，在這份資料當中，**缺血性心臟病是第1名，腦中風是第2名。**在日本佔據壓倒性第1的癌症，只有肺癌免強擠進第6名。

這是為什麼呢？因為全球的統計是根據疾病種類來區分，但日本無論是胃癌還是肺癌，全部都算成癌症，因此癌症就成了第1名。於是我依照WHO的分類，重新計算厚生勞働省的數據後，其結果如左頁下半部的圖表所示。

從這份圖表可以知道，**日本也和全球一樣，死因的第1名是缺血性心臟病，第2名是腦中風，而這兩者都是血管疾病。**幾乎都是血管老化帶來的動脈硬化所引發的猝死。

近年來，這些「血管疾病」造成的死亡，隨著醫療技術的進步而有減少的趨勢，乍看之下值得高興，但**血管疾病的患者經常留下嚴重的後遺症也是實情，**未來的日常生活中需要看護，拖著行動不便的身體努力復健的人也不少。

但血管疾病是可以預防的，本書的後半部內容將詳細說明預防的方法。

全球的最大死因是「血管疾病」

【2016年　全球10大死因】

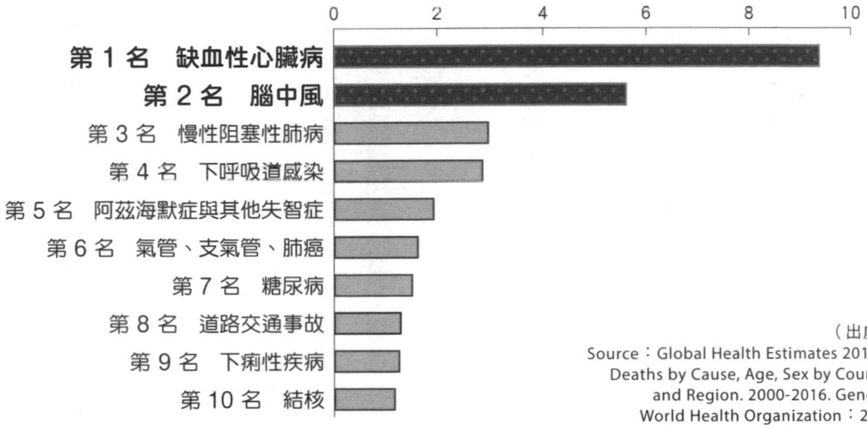

（出處）
Source：Global Health Estimates 2016：Deaths by Cause, Age, Sex by Country and Region. 2000-2016. Geneva. World Health Organization：2018

【2016年　日本人10大死因】

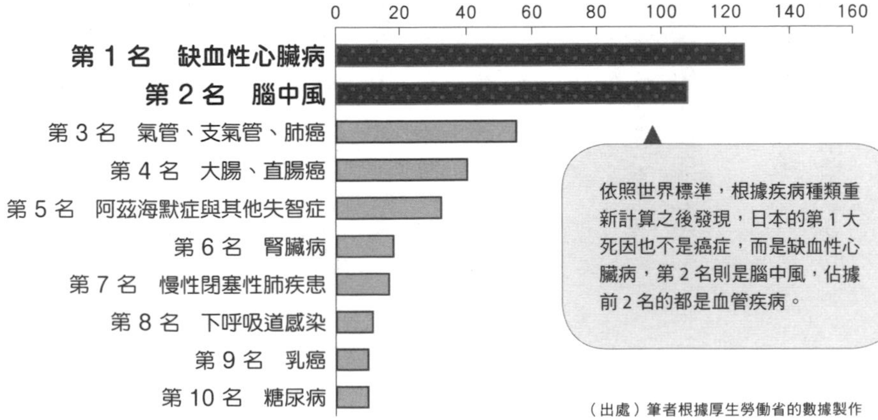

依照世界標準，根據疾病種類重新計算之後發現，日本的第 1 大死因也不是癌症，而是缺血性心臟病，第 2 名則是腦中風，佔據前 2 名的都是血管疾病。

（出處）筆者根據厚生勞働省的數據製作

全身血管接起來的長度可以繞地球2圈半

日本人的第1、2大死因是血管疾病。那麼大家知道全身的血管接起來有多長嗎？

從心臟送出的血液，首先透過「主動脈」這條直徑2～3cm粗的血管送往全身，接著血管逐漸分支變細，最後送到微米單位的微血管。如果將這些血管全部接起來，**全長達到10萬公里，相當於繞地球2圈半的長度！**

那麼，心臟為了將血液送往全身，1天會收縮幾次呢？1分鐘平均72次，1小時4320次，24小時103680次，也就是大約10萬次。換句話說，**心臟裡面充滿血液，每天嘿呦、嘿呦地將血液送到全身10萬公里長的血管10萬次。**

血液主要經由2條路徑循環全身，一條稱為**體循環**，從心臟的左心室送出的血液，將氧氣與養分送到全身各處，搬運細胞排出的二氧化碳與老廢物質，回到心臟的右心房。循環一次約60秒。

另一條是**肺循環**，從心臟的右心室將含有大量二氧化碳的血液送往肺部，在肺部排出二氧化碳，獲得新的氧氣，回到心臟的左心房。肺循環需要的時間只有4秒。

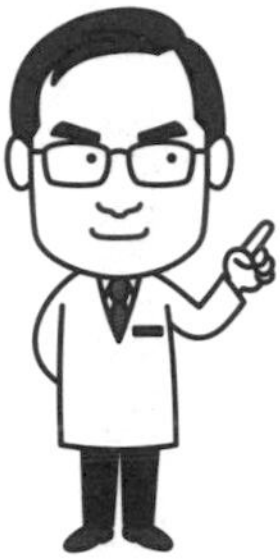

心臟裡面
充滿血液，
送到**10萬公里**長的
血管**10萬次**。

【血液循環的2條路徑】

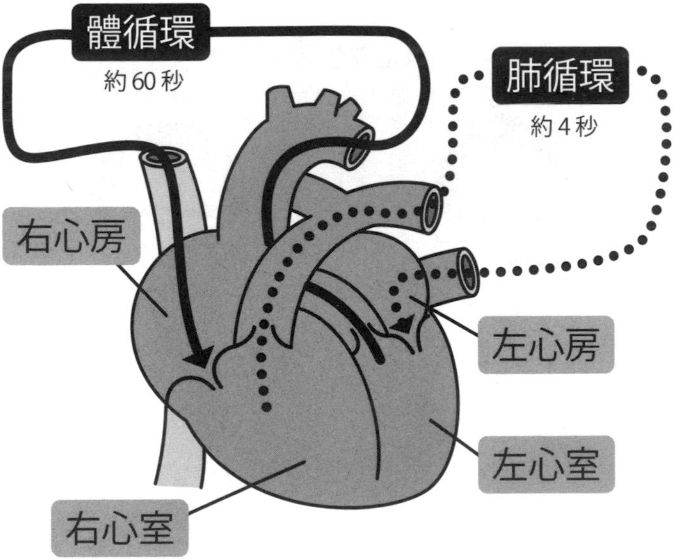

供給心臟肌肉養分的「冠狀動脈」

大家知道心臟在哪裡嗎？**首先請以右手握拳（圖1）**，這個拳頭剛好就是心臟的大小，重量大約有250公克至300公克。

接著直接以這個拳頭觸碰胸口（圖2），拳頭自然來到的地方就是心臟的位置，應該會在胸骨偏左之處。大家常說心臟位在左邊，但其實心臟的位置靠近中間，並沒有那麼左。

心臟由「心肌」這種肌肉組成，心臟為了維持1天收縮10萬次的運作，需要動脈供給心肌營養，這條動脈如頭冠般覆蓋在心臟上，因此**取名為「冠狀動脈」**。

【心臟位在哪裡呢？】

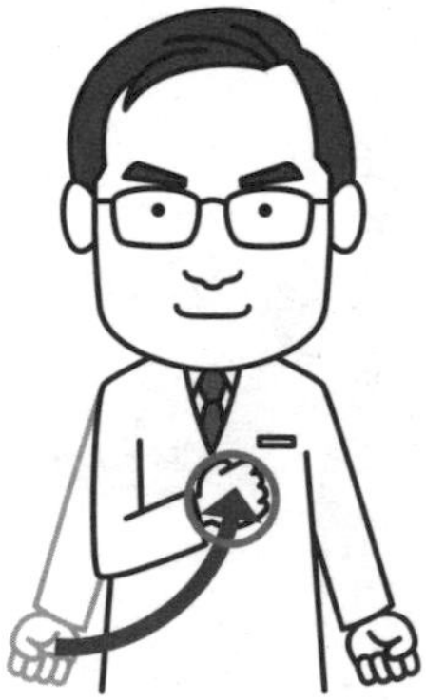

（圖2）

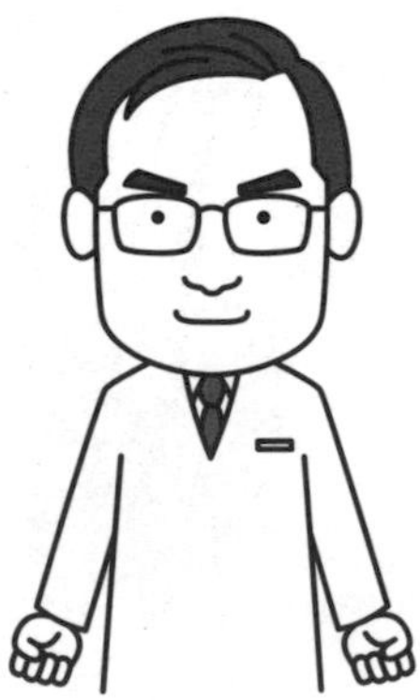

（圖1）

請再一次像剛才一樣，以右手握拳模擬心臟放在胸前，接著左手的無名指與小指彎起來，**拇指、食指、中指這3根手指頭如老鷹瞄準獵物一般張開（圖3），接著將這3根手指頭覆蓋在模擬心臟的右手拳頭上（圖4），這就是冠狀動脈（圖5）**。

從主動脈的根部往右延伸出1條，往左延伸出2條，共3條冠狀動脈彷彿覆蓋住心臟一樣，攀附於心臟表面。

如果冠狀動脈的循環惡化、阻塞，就會發生引起猝死的心肌梗塞與心絞痛。

【用 3 根手指模擬冠狀動脈】

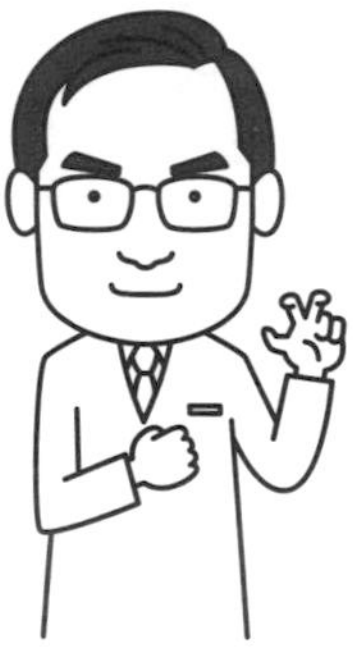

（圖 3）

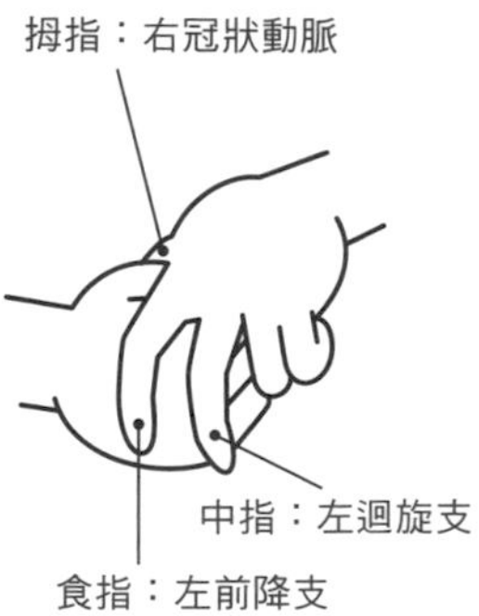

（圖 4）

【冠狀動脈的結構】

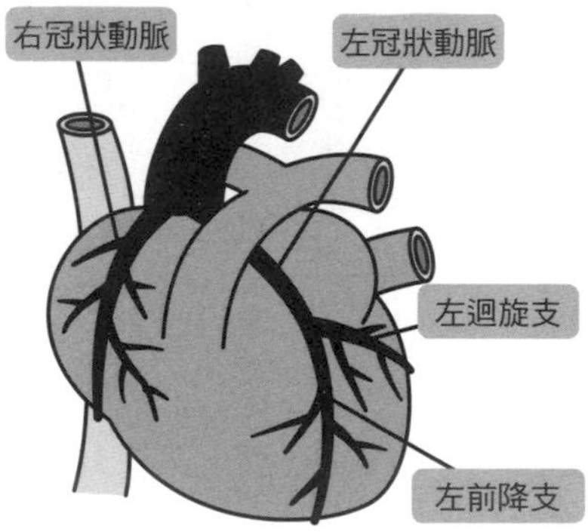

（圖 5）

導致猝死的血管老化、動脈硬化是怎麼一回事？

血管的問題包含**血管阻塞造成的梗塞（心肌梗塞等），以及血管破裂造成的出血（腦出血等）**，這些問題的主要原因都是動脈硬化。雖然全身所有的血管都可能發生梗塞或出血，但如果發生在心臟或腦部，就可能導致猝死等嚴重事態。

動脈硬化如字面所示，就是動脈變得僵硬的意思，簡單來說就是動脈老化。健康的動脈應該具有足夠的強度與韌性，能夠承受血液汩汩流過的壓力。

然而，就如同肌肉隨著年齡逐漸變得僵硬且失去彈性，血管也會隨著年齡增長而逐漸僵硬，這麼一來，血液就無法順利送出，心臟的負荷也會加重，而且血管一旦僵硬就容易破裂。

此外，如果持續過著吃太飽、運動不足的不健康生活，**血管的內皮細胞就會受傷，血液中的脂肪與壞膽固醇（ＬＤＬ）就會進入。**於是「巨噬細胞」這種細胞就會開始吞噬這些物質，並且直接附著於血管內壁，形成柔軟有彈性的粥狀硬化斑塊（plaque）。

斑塊會逐漸成長變大，然後導致血管變得狹窄，即使小型斑塊也可能突然破裂、然後堵塞住血管。

壞膽固醇造成的「斑塊」導致血管變窄

【動脈硬化是如何發生的？】

正常的血管

血管沒有阻塞，呈現柔韌的狀態，血液順利流過。

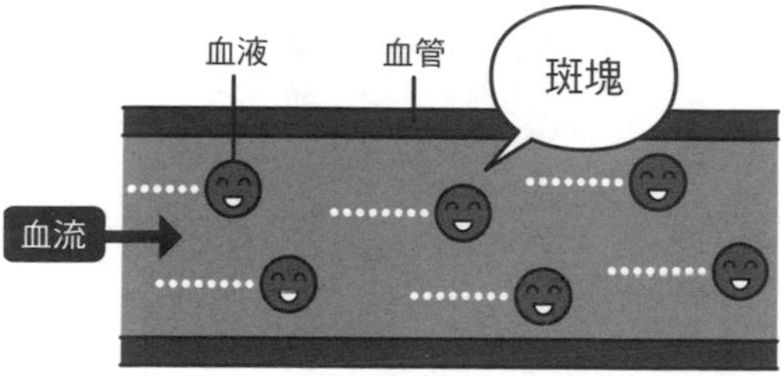

早期動脈硬化

膽固醇進入血管內部，形成「斑塊」這種瘤狀物質，血管壁就會變厚。

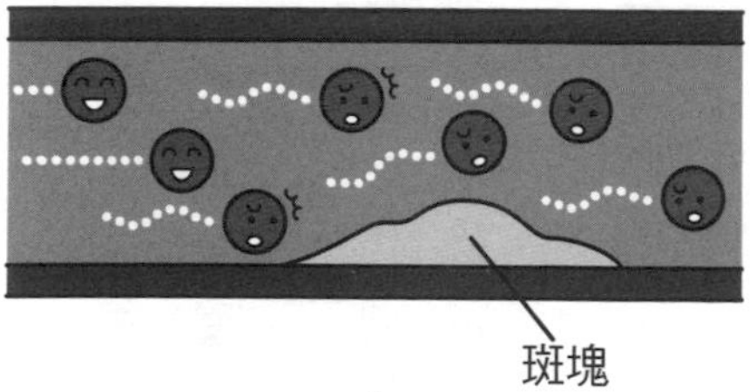

惡化的動脈硬化

當斑塊逐漸變大，血液的通道就會變窄。

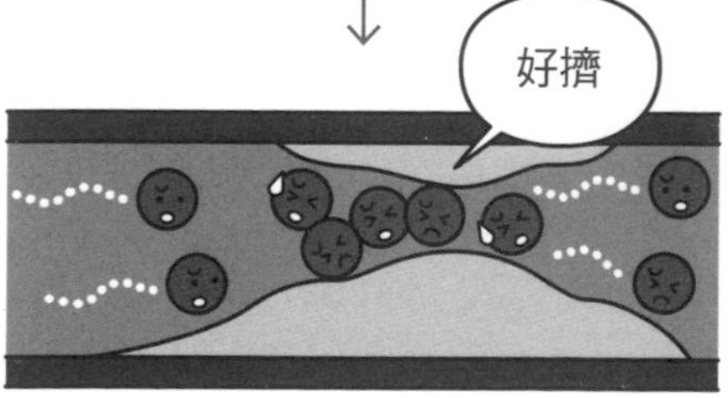

變窄的血管在呼救——「心絞痛」

冠狀動脈供給1天跳動10萬次、從不休息的心臟肌肉養分與氧氣。而如同前頁所示，如果壞膽固醇累積在冠狀動脈的血管壁，血管會變窄，動脈硬化也會惡化。

如果血液循環也隨之變差，就會陷入養分與氧氣不足以提供心臟肌肉活動所需，而導致的「心肌缺血」狀態，使身體發出胸口疼痛、出現彷彿被勒緊般的壓迫感等求救訊號。這就是心絞痛。

心絞痛患者在**從事爬坡或爬樓梯、運動、搬運重物等帶給心臟負擔的行動時，經常會突然感覺到劇烈的胸痛或是壓迫感**，就稱為**「勞作型心絞痛」。**而亢奮、暴飲暴食、突然移動到寒冷的場所時也可能會發生。

疼痛的部位從胸口正中央到整個胸部，有時也會蔓延到脖子、背部、上腹部、左肩到左手臂，有些人還會出現呼吸困難、暈眩、冒冷汗、想吐等等症狀。

這些症狀通常只要**靜下來休息約10～15分鐘就能緩解**，因此也有人不太重視，就這樣擺著不管，但只要曾發生過胸口彷彿被勒緊般的強烈疼痛感，最好盡快去醫院接受檢查。

造成心臟負擔的動作容易引起的「勞作型心絞痛」

※心肌梗塞可能也有相同症狀。

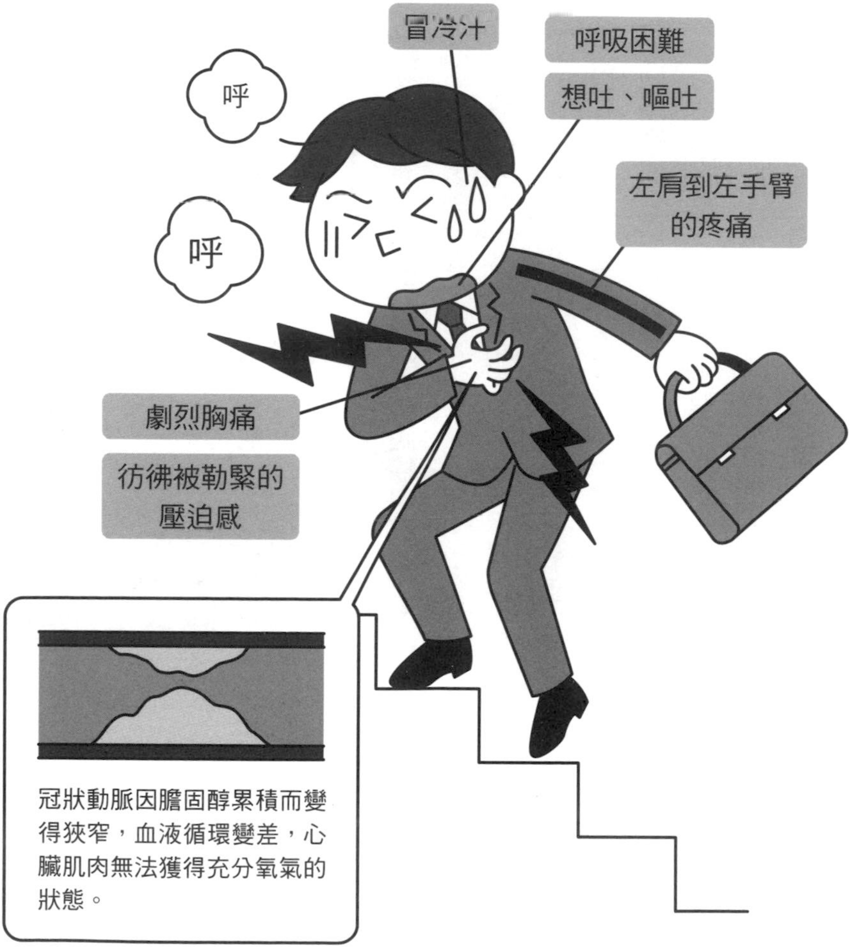
冒冷汗
呼吸困難
想吐、嘔吐
呼
呼
左肩到左手臂的疼痛
劇烈胸痛
彷彿被勒緊的壓迫感
冠狀動脈因膽固醇累積而變得狹窄，血液循環變差，心臟肌肉無法獲得充分氧氣的狀態。

血管痙攣引起的冠狀動脈痙攣性心絞痛

心絞痛除了爬坡或爬樓梯等引起的勞作型心絞痛之外，還有**「冠狀動脈痙攣性心絞痛」**。其症狀雖然與勞作型心絞痛幾乎相同，但特徵是容易發生在半夜或早晨睡夢中，**也被稱為「安靜型心絞痛」**，這種類型的心絞痛佔了整體心絞痛的約4成。

這種心絞痛是因為精神壓力等因素，造成的自律神經異常所引起的，**因冠狀動脈發生痙攣而變窄，導致供給心臟肌肉的血液不足**，而吸菸也是其中一項危險因子。即使與動脈硬化等生活習慣病無緣的人也會發病，容易發展成心肌梗塞，因此必須注意。

女演員天海祐希在2013年發生輕微的心肌梗塞引起大眾討論，這應該也是冠狀動脈痙攣性心絞痛的一種吧？據說發病當天，原本在舞台上表演的天海祐希突然覺得胸部劇烈疼痛，但即使痛到冒冷汗，依然強忍痛苦繼續演出。後來她在醫院接受診斷，醫師表示她必須靜養1週至10天，最後只好遺憾地退出表演。

日本人的抗壓性低，此類患者人數多達歐美人的約3倍，甚至可能引發猝死，因此必須多加注意。現在已經有「鈣離子通道阻斷劑」這種很好的藥物，能夠有效預防發作。

夜晚～早晨安靜時發作
別名「**安靜型心絞痛**」

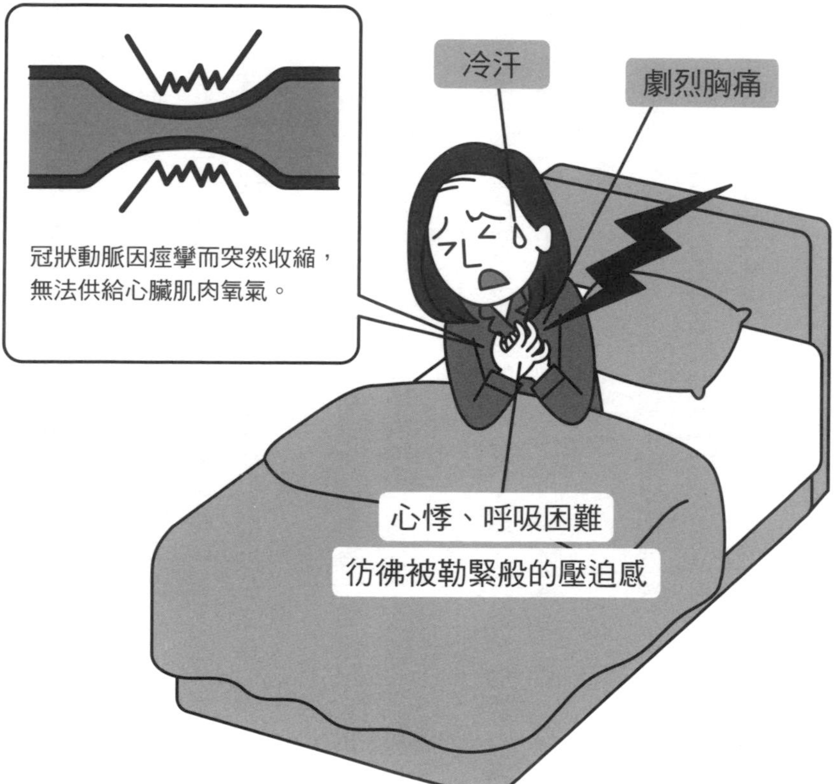

勞作型心絞痛的原因是「冠狀動脈血流儲備力」退化

心臟的肌肉（心肌）透過冠狀動脈供給的血液，攝取所有必要的氧氣，而心肌即使在一般的狀態下，也會盡可能從冠狀動脈攝取最大量的氧氣，因此，就算所需的氧氣量因為運動等而增加，也無法透過增加氧氣攝取率解決氧氣不足的問題。

於是冠狀動脈就會透過增加血流量，供給不足的氧氣。健康的人在安靜時，脈搏大致上為每分鐘60次左右，全力奔跑後則會上升到120次或140次。換句話說，也就是增加了這麼多的血流量。

冠狀動脈因為運動等需要比平常更多的血流時，增加其血流的能力就稱為「冠狀動脈血流儲備力（CFR）」。這是一種冠狀動脈擴張到最大時，血流量與安靜時相比增加多少的指標。

健康者的冠狀動脈血流儲備力有3～5倍，但這個儲備力會隨著動脈硬化，斑塊附著於血管壁上，導致血管變窄（狹窄度增加）而退化。

當冠狀動脈血流儲備力若產生退化，就無法供給心臟充分的血液（氧氣），最後將引起心絞痛。

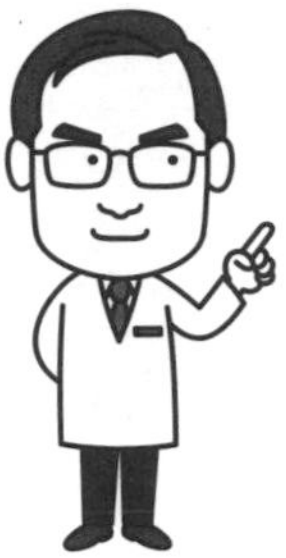

什麼是**冠狀動脈血流儲備力？**

心臟因為運動等而需要
更多冠狀動脈的血中氧氣時，
會**增加冠狀動脈血流**的**能力**，
一般為**3～5倍**

↓

如果**血管**因為
動脈硬化而變窄，
其血流儲備力也會**退化**

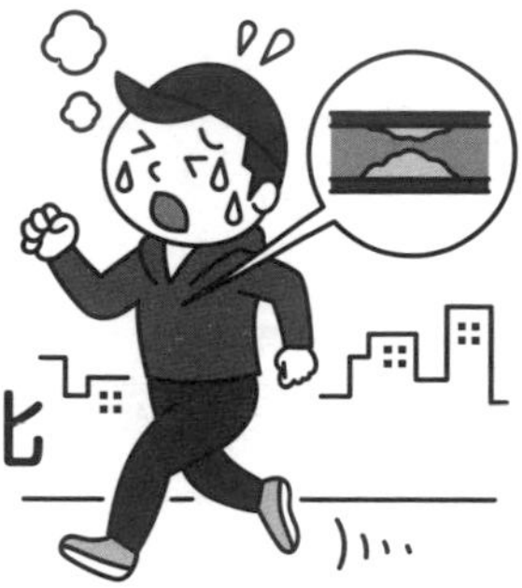

↓

心臟無法獲得充分的
血液（氧氣）供給

↓

引起**心絞痛**

血管變得多窄會引發心絞痛？

用手指壓住水管會導致水流變得不順，同樣的道理，當斑塊累積在冠狀動脈的血管壁中，也會導致血管變窄、血流變得不順，將無法充分地把血液送到心臟。

如果血管變窄，在奔跑、上樓梯等需要大量血液的時候，**氧氣就無法運送到心臟的肌肉，很多人就會突然感到胸悶、引起勞作型心絞痛。**

血管會因為壞膽固醇形成的斑塊而逐漸變窄，倘若血管完全沒有變窄（血液通道完全順暢）的正常狀態是100％，**那麼冠狀動脈變窄到什麼程度時容易引起心絞痛呢？**

①變窄25％（血管直徑75％時的血流）
②變窄50％（血管直徑50％時的血流）
③變窄75％（血管直徑25％時的血流）
④變窄90％（血管直徑10％時的血流）

請大家一起來思考答案（答案在P44）。

Question

這當中容易引起心絞痛的，是變窄**多少百分比**的血管呢？

（答案在下一頁）

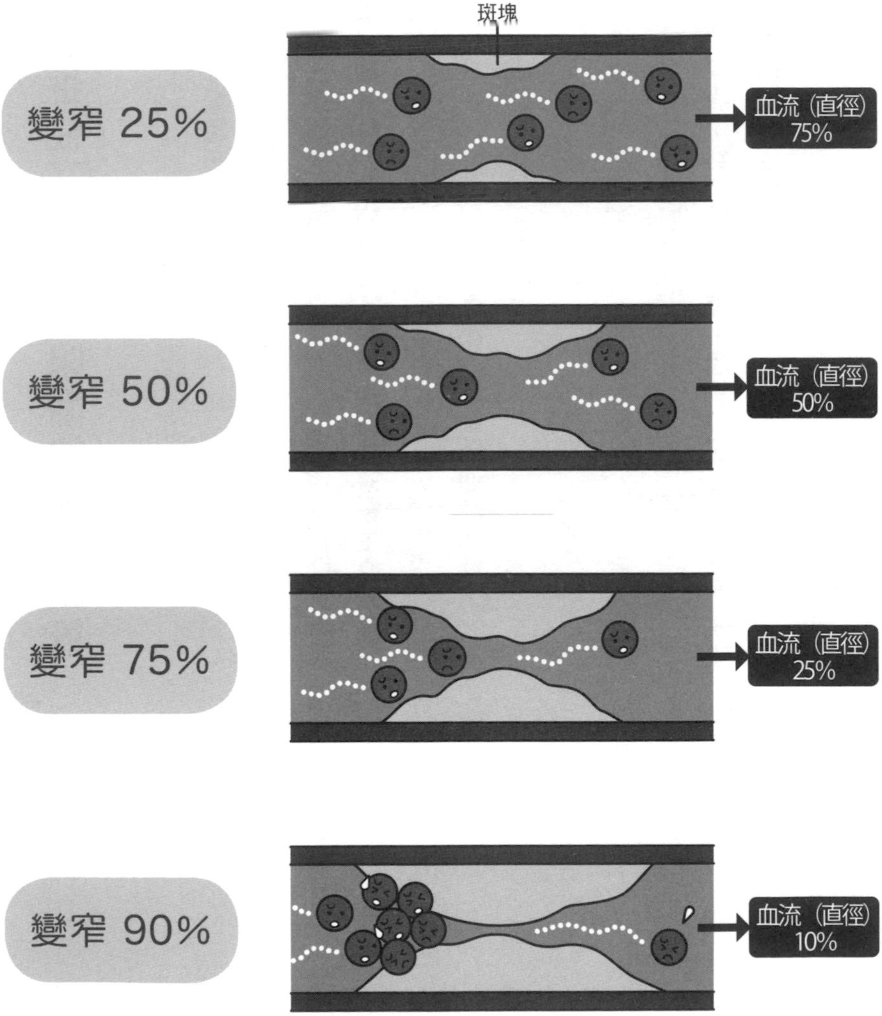

心絞痛發生在90%以上阻塞的狹窄血管

關於上一頁的問題「容易引起心絞痛的狀況，是變窄多少百分比的血管呢？」，**正確答案是90%。**

我在演講的時候，也經常會問大家這個問題，回答25%的還是少數，大多數人都會回答50%或75%。但實際上，窄到這個程度就發病的還是很少，**通常要等血管變窄90%，只剩下10%的直徑時才會發生心絞痛。**

請看到左頁的表。在沒有發生動脈硬化，狹窄度0%的冠狀動脈，即使因為運動而需要更多含氧量，也多虧冠狀動脈血流儲備力，使血液量增加到通常的約4倍，因此沒有任何問題。

狹窄度25%、50%的冠狀動脈血流儲備力也幾乎沒有改變，接下來才會緩慢退化。即使狹窄度達到75%，血流量變成25%，冠狀動脈血流儲備力也還有約2．5倍，也就是運動時的血液量會增加到2．5倍，因此還不構成問題。**然而當狹窄度達到90%左右時，冠狀動脈血流儲備力就會一口氣下滑，立刻進入心絞痛的危險地帶。**

不過，除了在運動時發生的心絞痛之外，也有在安靜時發作的「冠狀動脈痙攣性心絞痛」（P38），後者的發作就與血管的狹窄度無關，因此必須特別注意。

Answer

多虧冠狀動脈血流儲備力，除非血管達到變窄90%，否則不會發生心絞痛

【冠狀動脈血流儲備力 與 冠狀動脈狹窄度】

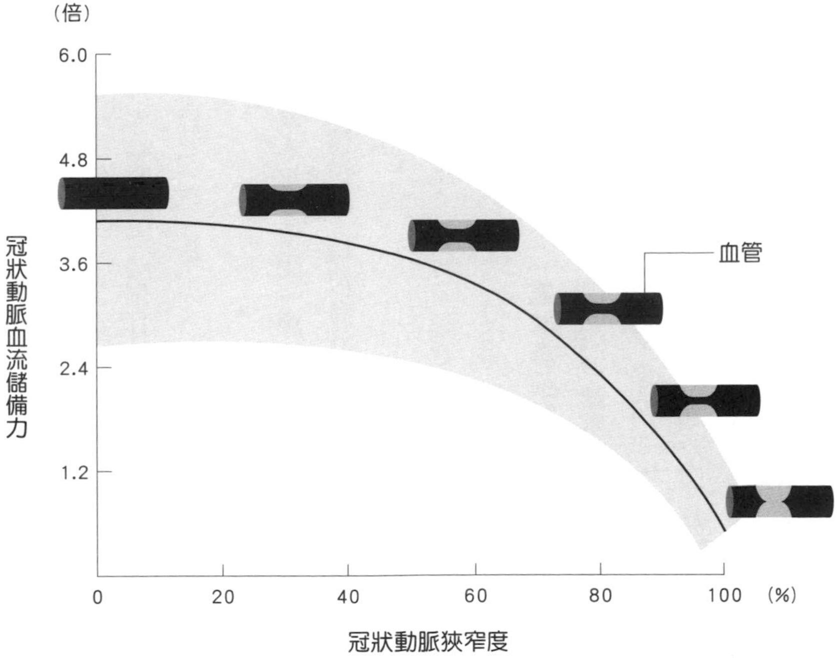

（出處）作者調查

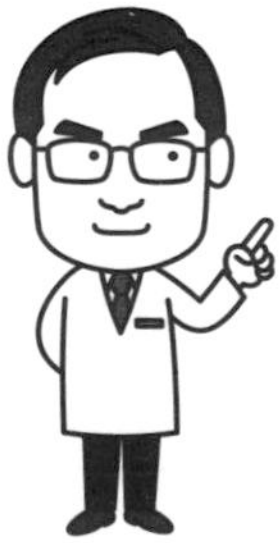

縱軸是 P40～41 介紹的冠狀動脈血流儲備力（運動時的冠狀動脈血流增加多少的指標），橫軸顯示冠狀動脈變窄多少。當血管變窄 90%，冠狀動脈血流儲備力也會一口氣退化，這麼一來心絞痛就容易發生。

撐開狹窄血管的氣球治療

心絞痛發作時，只要將「硝化甘油片」這款藥物含於舌下、並安靜稍作休息，通常幾分鐘後狀況就會穩定。心絞痛患者可以請醫師開立硝化甘油片隨身攜帶。

除此之外，**有些人也會接受「導管治療」，將因為斑塊附著而變窄的血管撐大。**接受這項治療是為了恢復血液充分循環的狀態，我也曾在東京醫大醫院幫病患進行過心導管治療。

首先從鼠蹊部、手腕、手肘等動脈，將直徑2公厘左右的細管（導管）推入到心臟附近，拍攝冠狀動脈進行檢查。

導管治療有兩種，一種是**「氣球擴張術」**。採用這種治療時，將前端有著氣球的極細導管推入冠狀動脈，**將氣球膨脹起來後，狹窄的冠狀動脈也會被撐大**，等到血管充分擴張後，即可將氣球取出。

過去的治療以氣球擴張術為主流，但部分患者即使好不容易將冠狀動脈的狹窄部分撐大，撐大的部分也會再度變得狹窄（血管再度變窄）。因此最近開始採取不容易再度變得狹窄的「支架放置術」。接下來，將詳細來解說其治療方式。

導管治療 ①

氣球擴張術

將氣球膨脹起來，撐開變窄的血管

1

將細金屬製成的導引線，推入冠狀動脈的狹窄處。

2

沿著導引線，將有著氣球的導管插入。

3

膨脹血管狹窄部分的氣球，將血管撐大。

4

氣球取出後，血管狹窄處維持著撐大的狀態，血流因此改善。

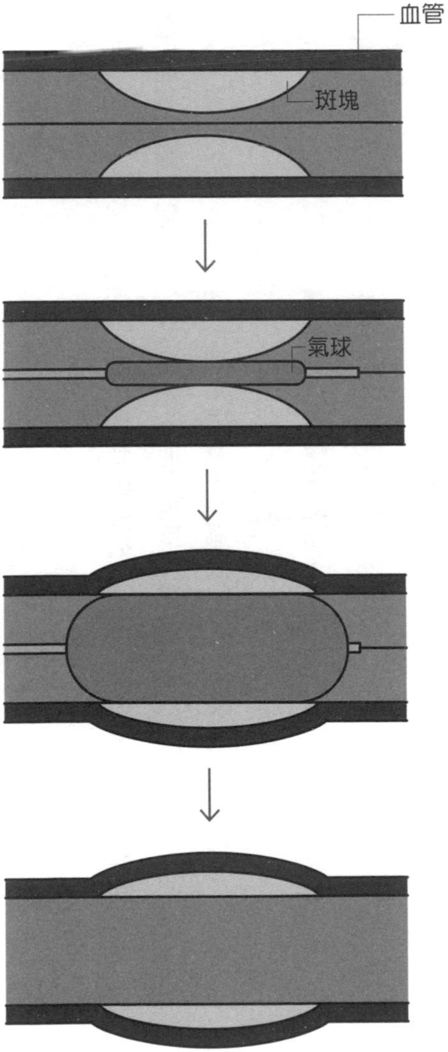

不容易再度變狹窄的支架治療

第2種導管治療方式是**「支架放置術」**，這個方法不容易使血管再度變得狹窄，因此成為最近的主流。所謂的支架是不鏽鋼或鈦等金屬製成的小型網狀管子。

支架放置術是氣球擴張術的應用，首先將支架套在氣球導管上，從鼠蹊部等動脈推進到冠狀動脈的血管狹窄處，接著將氣球膨脹，撐開套在外面的支架與血管內壁。最後取出氣球，只將支架留在血管內，從內部支撐血管，改善血液循環。

支架放置術與氣球擴張術不同，**留在體內的支架能夠像支撐桿一樣固定，確實地將狹窄處撐開。**最近為了防止血管再度變得狹窄，也開發出塗上藥液的新支架，這種新支架能夠讓再狹窄率減少到過去的一半以下。

導管治療無論是氣球擴張術，還是支架放置術，都只需要局部麻醉，身體也只有開一個小洞的傷口，**具有快速恢復的優點。**住院期間只有幾天，帶給患者的負擔很輕，也很適合治療高齡患者。

導管治療 ②

支架放置術

以留在體內的**支架撐開**狹窄的血管

1

將細金屬製成的導引線，推入冠狀動脈的狹窄處。

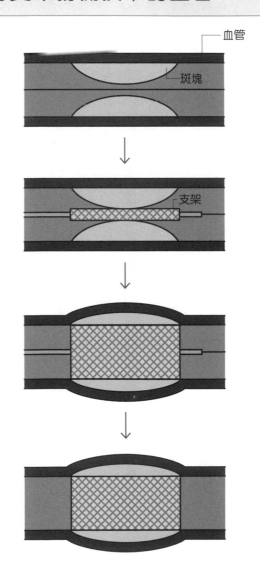

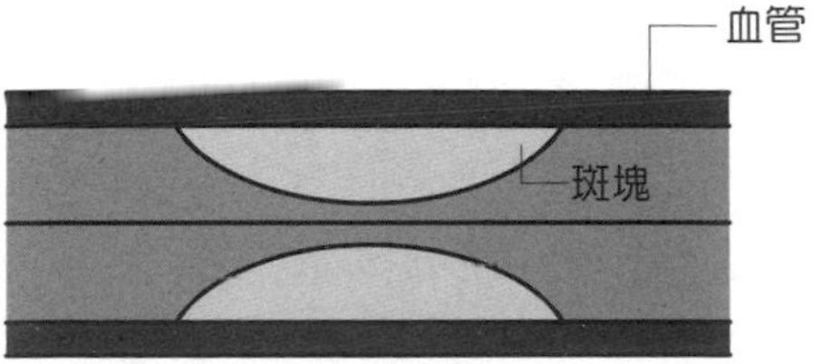

2

沿著導引線，將套著支架的氣球導管推進至血管狹窄處。

3

將氣球膨脹後，支架也擴張，並藉此將血管撐開。

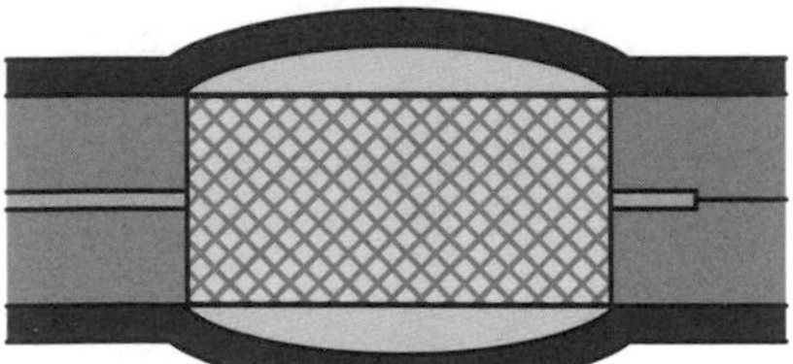

4

取出氣球，將支架留在體內，從內側支撐血管改善血流。

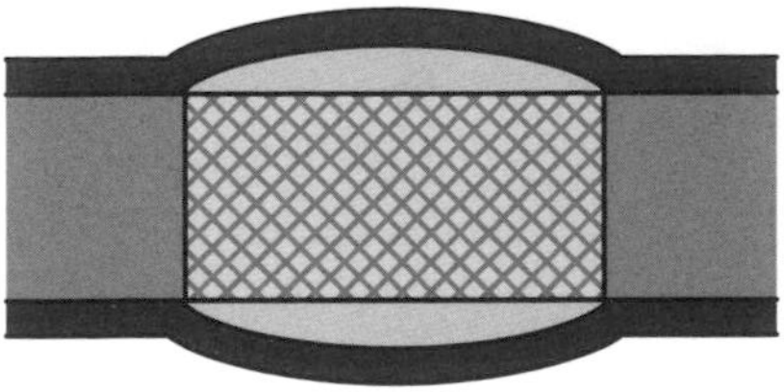

繞過變窄部位的繞道治療

如果3條大冠狀動脈都變窄，或是導管治療有困難，就會進行**繞道手術**。這個手術與將冠狀動脈狹窄部分撐開的導管治療不同，**是一種使用身體其他部位的血管，建立一條連接變窄部位前後的新通道（繞道）的手術**。建立一條血液不經由變窄部位就能通過的繞道，就能增加供給心臟的血流。建立繞道時通常使用患者腿部、胸部或胃部等部位的血管。

以前的主流方式是讓心臟暫時停止跳動，在以人工心肺裝置取代心臟的情況下進行手術，但最近研究出不使用人工心肺裝置，能夠在心臟跳動的狀態下，進行手術的微創開心手術法，這個方法在日本也開始廣泛運用。由於切開的傷口小、侵襲性低，因此也具有快速恢復的優點。

1970年代引進的**這個冠狀動脈繞道手術，現在已經成為心臟外科最普遍的手術了**，成功率也高，大家都知道2012年時，當時的天皇陛下曾接受過這項手術。這是一項需要全身麻醉的開心手術，術後必須住進加護病房，住院期間約2週左右。

使用主動脈的
（冠狀動脈繞道手術）

使用繞道連接內胸動脈（胸部血管）與冠狀動脈，建立一條新的通道

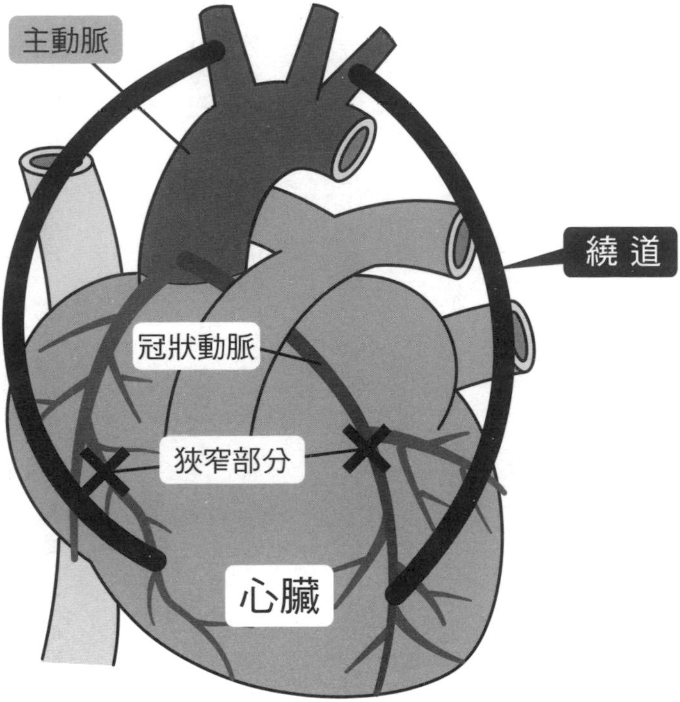

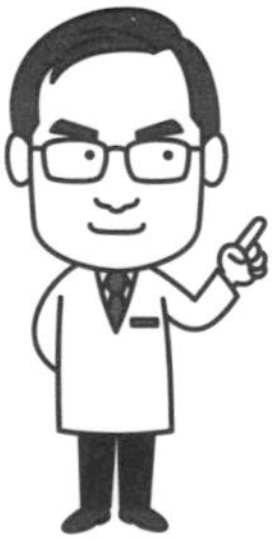

冠狀動脈繞道手術使用身體其他部位的血管，能夠建立一條血液不經由狹窄部位就能流過的新通道（繞道）。

死亡率30%的突發症狀──「心肌梗塞」

還有一種與心絞痛極為相似的疾病，那就是心肌梗塞。**這是一種冠狀動脈突然完全堵塞，血液無法順利流過，氧氣停止供給，導致前方心肌細胞壞死的狀態。**

原本生龍活虎，沒有任何症狀的人，某天突然心臟病發作，胸口彷彿被卡車輾過、或是被燒燙的火鉗壓住一般，痛到在地上打滾、冷汗直流、呼吸困難，這樣的狀態持續30分鐘以上，這就是心肌梗塞的典型症狀。非常可怕吧？不過高齡者或糖尿病患者也可能不會出現任何疼痛。

心肌梗塞多數屬於突然發作的急性心肌梗塞，每年約有15萬人發病，其中30%的人會死亡，是一種可怕的疾病。**一般而言，發病後3小時以內是黃金搶救時間，必須即時處置。**如果發生類似的症狀，請不要猶豫，立刻呼叫救護車，現在的救護車中也有心電圖，可以直接在車上診斷。

誘發心肌梗塞的直接因素是過勞、過度繁忙、睡眠不足、強烈的身心壓力、憂鬱狀態、暴飲暴食等等。此外，室內外溫差劇烈的冬天，也容易對心臟造成負擔，發病人數也會有增加的傾向。

心肌梗塞的劇痛
讓人彷彿置身地獄！

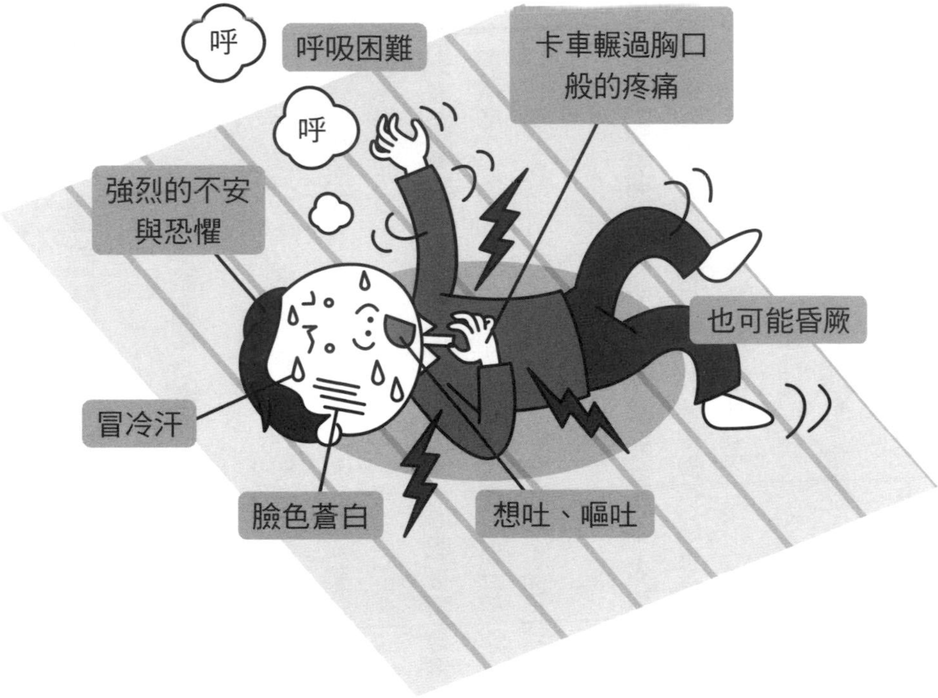
呼
呼吸困難
卡車輾過胸口
般的疼痛
呼
強烈的不安
與恐懼
也可能昏厥
冒冷汗
臉色蒼白
想吐、嘔吐

誘發心肌梗塞的因素

- ◉ 過勞或過度繁忙
- ◉ 睡眠不足
- ◉ 身心的強烈壓力
- ◉ 憂鬱狀態
- ◉ 暴飲暴食
- ◉ 氣溫急遽變化

心絞痛與心肌梗塞有什麼不一樣？

心絞痛與心肌梗塞合稱**「缺血性心臟病」，與癌症、腦中風並列為日本3大疾病。**

缺血性指的是血液不足的意思，無論是心絞痛還是心肌梗塞，都是因為血液無法送達供給心臟肌肉養分的冠狀動脈，因此引發胸痛與壓迫感的疾病。

那麼兩者有什麼不同呢？

心絞痛是冠狀動脈變窄（有血流）的狀態，心肌梗塞則是冠狀動脈堵塞（沒有血流）的狀態，壞死的心肌無法復原，因此心肌梗塞更加嚴重。而據說心肌梗塞引起的痛感，劇烈到會讓人彷彿置身地獄般，完全不是心絞痛可以比擬的。

心絞痛引起的胸痛與壓迫感，只要安靜休息，大約10～15分鐘就能緩解，但心肌梗塞卻會持續30分鐘以上，即使安靜休息也無法改善。心肌梗塞攸關性命，因此一旦發生，請立刻呼叫救護車。

以前認為心絞痛惡化之後，就會演變為心肌梗塞，但最近的研究發現，即使是沒有罹患心絞痛的人，也非常有可能突然發生心肌梗塞。

15分鐘以內平息的是**心絞痛**
劇烈疼痛持續30分鐘以上是**心肌梗塞**

【心絞痛與心肌梗塞的分辨方式】

	心絞痛	心肌梗塞
	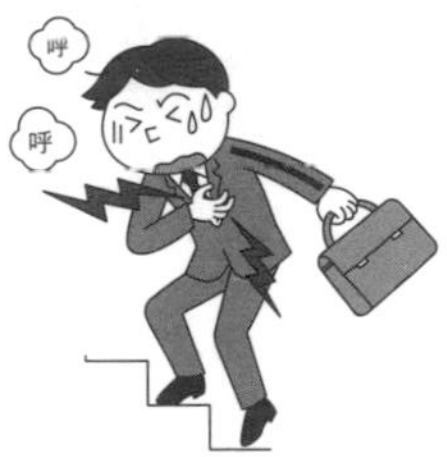	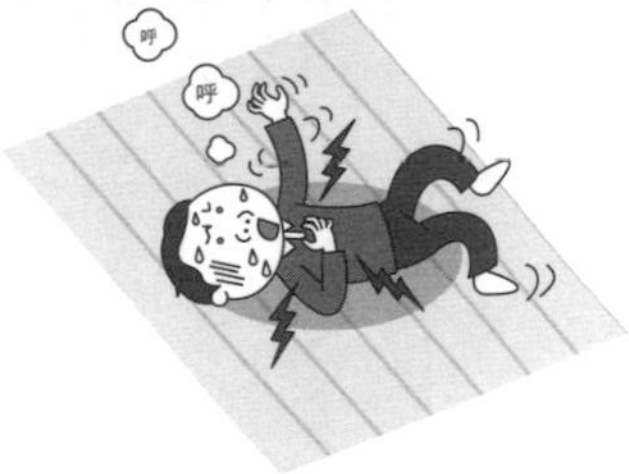
胸痛	彷彿被勒緊般的疼痛	彷彿被灼燒般的劇烈疼痛
疼痛的出現方式	痛感逐漸增強	突然疼痛
持續時間	5～15 分鐘即可緩解	強烈疼痛持續 30 分鐘以上
冠狀動脈	冠狀動脈變窄的狀態	冠狀動脈完全堵塞的狀態
血液循環	變差	停止
心肌	暫時缺血狀態	壞死
何時發生？	多半在勞動時	與勞動無關
恢復	安靜休息就能恢復	安靜休息也無法恢復
硝化甘油片	有效	無效

心肌梗塞的原因是粥狀硬化斑塊破裂

接著詳細來看心肌梗塞發生的病理產生機制。就像前面提過的，如果持續過著吃太飽、運動不足等的生活，血液中的脂肪與壞膽固醇就會附著在血管內，於是巨噬細胞就會開始吞噬這些物質，並直接附著於血管內壁，形成柔軟有彈性的粥狀硬化斑塊。

如果**這些斑塊在某個時間點破裂或剝離，血小板與白血球就會為了修復這個部分而聚集，並形成「血栓」，也就是血塊。**其道理就和擦傷或割傷出血時，傷口結痂止血一樣。

當血栓逐漸變大，完全堵塞血管，前方的血流就會中斷、停止供應氧氣，導致心肌細胞壞死。這個現象如果發生在心臟周圍的冠狀動脈就是心肌梗塞，發生在腦動脈就是腦梗塞，心臟形成的血栓也可能流到腦部。

如果持續過著不健康的生活，血液就會因為大量的脂肪與膽固醇而變得黏稠，導致血流惡化，變成容易形成血栓的狀態。全身都有血管，因此無法預測血栓會在哪裡發生，為了避免血栓在心臟與大腦形成而導致猝死，平常就必須維持健康的生活習慣。

斑塊破裂形成的**血栓**
堵塞住血管

【發生心肌梗塞的機制】

1

LDL 膽固醇在血管內累積，形成斑塊。

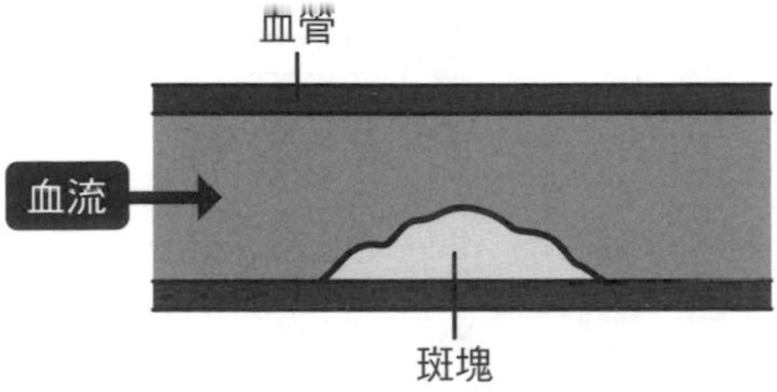

2

斑塊受傷破裂。

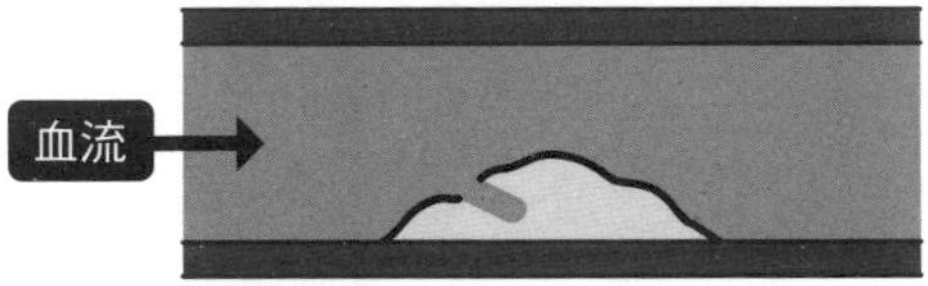

3

血小板與白血球為了修復而聚集。

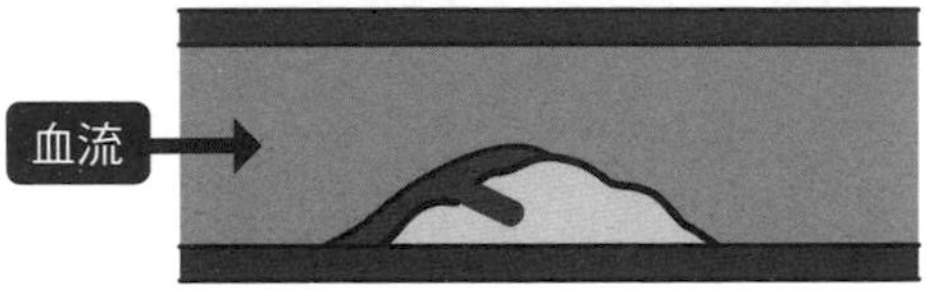

4

血栓形成，阻塞血管、中斷血流，心肌梗塞於是發生。

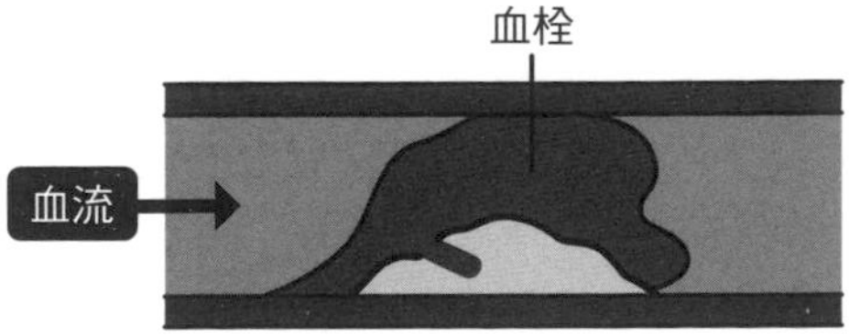

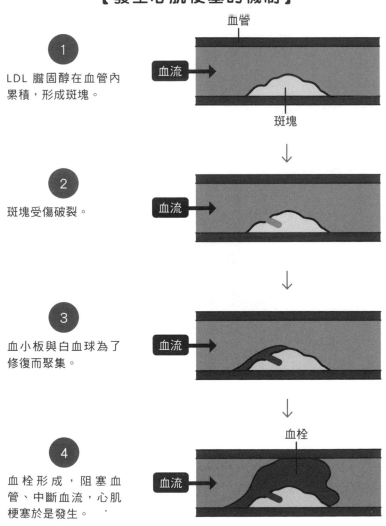

讓停止的血流再度暢通的再灌流療法

接著來看急性心肌梗塞的治療方式。發生心肌梗塞時，**請立刻以救護車運送到設有心臟加護病房（CCU）的醫院。**一旦透過冠狀動脈造影檢查發現血管堵塞的地方，就進行使停滯的冠狀動脈血流再度暢通的「再灌流治療法」。

這個方法最重要的是盡可能在發病後迅速進行，最理想的時間是1個小時以內。但如果能在6個小時以內進行，都有機會使梗塞範圍縮小。

使血流再度暢通的方法，有注射藥物溶解血栓的**血栓溶解療法**，以及在阻塞部位放入氣球使其膨脹的**經皮冠狀動脈血管成形術（PTCA）**，有時也會將金屬製的支架放置於血管內。以前曾有放置支架仍再度形成血栓的案例，但最近正在開發能夠抑制的良藥。

再灌流治療法結束後，仍會在CCU觀察幾天，進行密集治療，接著轉入一般病房，這時最好盡早開始心臟復健。復健在2～3週出院後仍必須持續，但為了防止復發，改善生活習慣也非常重要。

如果發生急性**心肌梗塞**

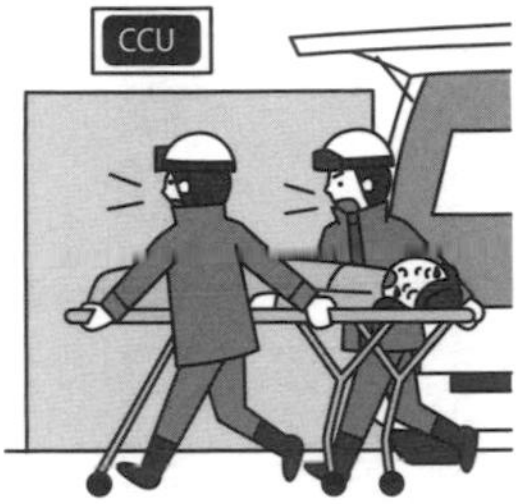

首先撥打**119**

（這段時間進行心臟按摩、AED 等急救處置）

↓

運送到設有

心臟加護病房（CCU）的醫院

↓

進行冠狀動脈造影檢查等各種檢查

↓

再灌流治療法

（血栓溶解療法、經皮冠狀動脈形成術等）

↓

心臟復健

↓

2～3 週後出院

出院後也持續復健

血管即使只變窄一些些也很危險

心肌梗塞是由於冠狀動脈因動脈硬化而變窄、形成血栓，導致血流中斷、心臟氧氣不足所引起的。而P42～45的內文中提到，容易形成心絞痛的是變窄90%的血管（血流只有原本的10%）。

那麼，**各位覺得容易引起心肌梗塞的，是變窄多少百分比的血管呢？**75%？90%？一般都會這麼認為吧？

其實容易引起心肌梗塞的是還沒有變窄的血管，只變窄25%是最危險的狀態。大家往往會覺得「只有這點程度應該沒問題吧？」因而輕忽其嚴重性，其實這種程度最危險。

左頁的調查圖表，顯示的是心肌梗塞與冠狀動脈狹窄度的關係，結果非常驚人，**發生心肌梗塞的患者，約有6成狹窄度不到25%。**從圖表可以發現，狹窄度達到90%，容易引起心絞痛的患者，反而不容易發生心肌梗塞。

冠狀動脈變窄90%的人沒有那麼多，但變窄25%的人卻相當普遍，因此可以說，**任何人都有在某天突然發生心肌梗塞的危險。**

最容易引起心肌梗塞的是
狹窄度25%以內的血管！

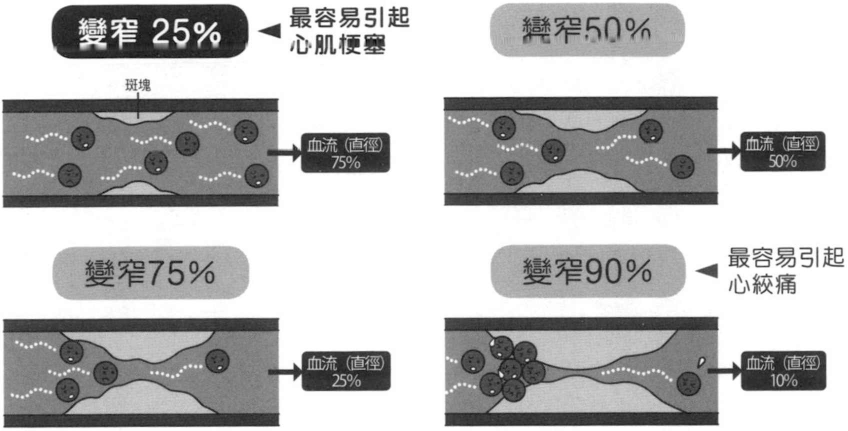

【急性心肌梗塞發病前的冠狀動脈狹窄度】

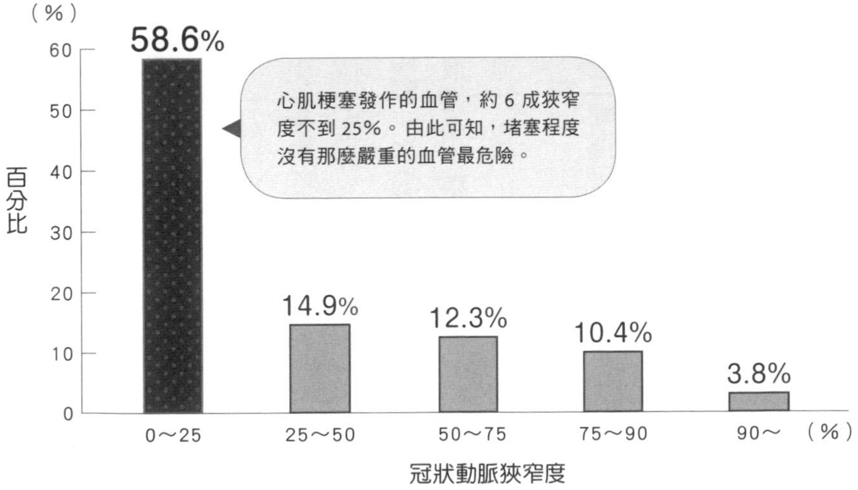

（出處）厚生省研究組 7 指－3（1998 年）

心絞痛惡化會變成心肌梗塞嗎？

以前包含我在內的許多醫師，都認為心絞痛惡化會引起心肌梗塞，但在某次的國際研討會上，聽到心肌梗塞其實容易發生在狹窄度25％左右，堵塞程度沒有那麼嚴重的血管，這讓我感到非常地驚訝。的確，有些冠狀動脈變窄90％，也沒有接受擴張治療手術的心絞痛患者，在1年之後接受檢查時卻發現，他們的血管明明已經完全塞住了，依然沒有演變成心肌梗塞。

這是怎麼一回事呢？**原來當血管變窄達到90％的時候，自己的血管就會建造從上游到下游的繞道，延伸出另外兩條血管幫助血液循環，稱為「側枝循環」。**換句話說，即使重要的血管堵住，自身也能從其他路徑輸送血液支援，因此就能避免心肌梗塞的發生。

反之，如果狹窄程度只有25％左右，就會在身體也覺得沒關係而疏忽時，斑塊突然破裂形成血栓堵住動脈，進而發生心肌梗塞。

那麼，變窄90％的血管，就比變窄25％的血管好嗎？

其實血管變窄90％的人，很有可能斑塊已經遍布全身血管，其中也有一些血管變窄25％或50％吧？無論如何，都不應該眼睜睜看著血管演變成90％堵塞的狀態，及早改善生活習慣才是最重要的。

支援堵塞血管的繞道「側枝循環」

【血管救援隊，側枝循環形成的機制】

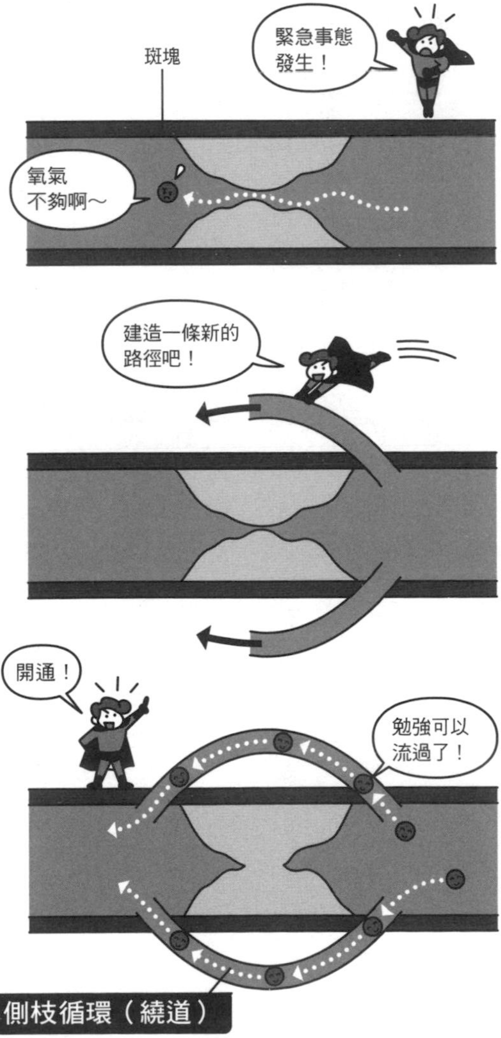

身體能夠在血管因為斑塊而變窄，似乎快要堵住的時候察覺危險！

↓

為了修補堵住的地方，自然形成繞道。

↓

側枝循環完成！血液循環改善了。

心肌梗塞是血管疾病，不是心臟疾病

我身為心臟的專科醫師，多年來研究心臟疾病，並且從研究中發現一件事情，那就是心肌梗塞不是心臟不好的人才會罹患的疾病，它其實是一種血管疾病。

心臟透過每天10萬次的收縮，將血液送往全長10萬公里的血管，而供給心臟肌肉氧氣的，就是與主動脈相連的冠狀動脈。**心臟的跳動完全沒有問題，但位於心臟表面，將血液送到心臟的冠狀動脈血管，卻無法將血液送達心臟的肌肉**，所以才會在前方的肌肉引起梗塞。

雖然最後受到傷害的是心臟，**但原因卻不是心臟不好，而是血管有毛病。**同樣的道理，腦梗塞的問題也不是出在大腦，而是出在將血液送到大腦的血管。

血管遍布全身，我們不會知道受到傷害的是在哪裡，如果不巧與心臟相連的血管堵塞，從這天起這個人就會變成心臟不好的人。倘若罹患糖尿病、高血壓、血脂異常等疾病，血管就會變得脆弱，更容易引起梗塞。反過來說，只要保持血管健康，就能預防引發猝死的心肌梗塞與腦梗塞。

其實這些全都是血管疾病

【血管引起的主要疾病】

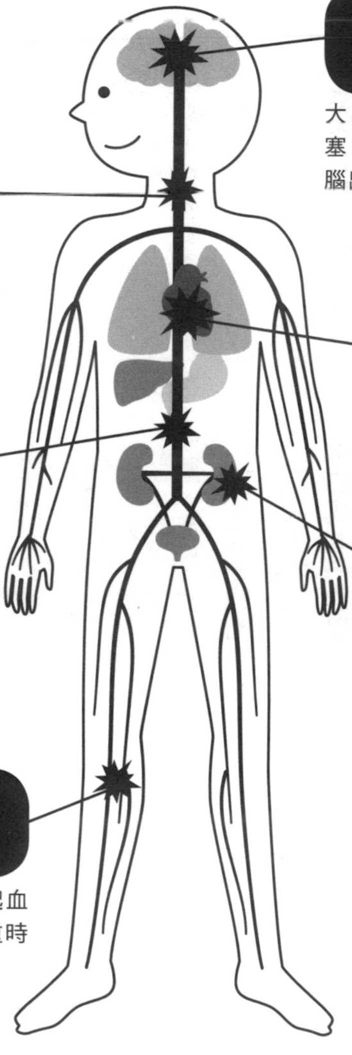

腦梗塞、腦出血
蜘蛛膜下出血

大腦血管阻塞就是腦梗塞，血管破裂出血則分成腦出血與蜘蛛膜下出血。

頸動脈狹窄

頸部的頸動脈因為動脈硬化而變得狹窄，容易誘發腦梗塞。

心絞痛
心肌梗塞

冠狀動脈狹窄會引發心絞痛，血管阻塞則會引發心肌梗塞。

主動脈瘤
主動脈剝離

主動脈的血管壁如腫瘤般膨脹就是主動脈瘤，血管內部龜裂剝離就會演變成主動脈剝離。

腎硬化症

因高血壓引起腎臟血管動脈硬化的狀態，容易成為心肌梗塞與腦梗塞的原因。

閉鎖性動脈硬化症

腿部血管因動脈硬化引起血液循環障礙的狀態，嚴重時必須截肢。

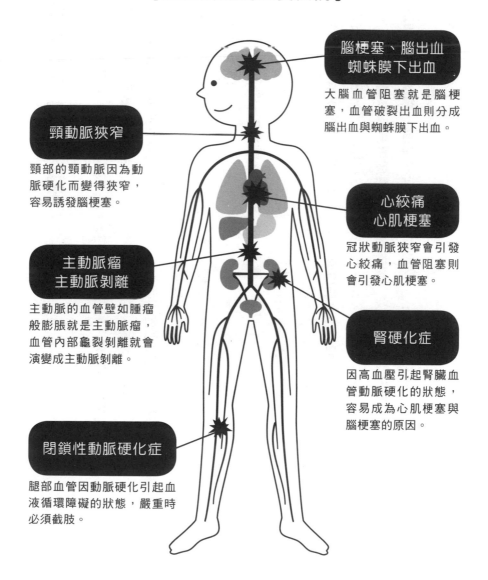

血管疾病是「沉默殺手」

據說心肌梗塞發作時的疼痛，讓人彷彿置身地獄，**其實這個疼痛並非來自血管堵塞之處的傷口**，而是因為血栓在血管中形成，導致血液無法流過，使得**心臟肌肉缺氧所產生的疼痛**。換句話說，就和脖子被勒住的狀態相同，脖子被勒住時，痛的也不是脖子，而是源自於血液無法流過所產生的痛苦。

那麼在心肌梗塞發生之前，壞膽固醇在血管中累積而發生動脈硬化時，不會感到疼痛嗎？

血管無論動脈還是靜脈，都由內膜、中膜、外膜這3層構造組成。雖然知覺神經布滿血管外膜，但形成斑塊的血管內膜卻完全沒有知覺神經，所以無論傷得多嚴重、形成多少斑塊，都不會有感覺。換句話說，**在心肌梗塞等血管疾病發生之前，都不會出現任何症狀，也不會告訴我們血管狀況不佳。**血管疾病正可說是安靜殺人的「沉默殺手」，一旦發生就已經命在旦夕。

所以**心肌梗塞是必須靠著知識預防的疾病**，我們必須**聆聽血管無聲的呼救，自己去感覺疼痛、自己小心預防。**至於預防的方法將在第2章中做介紹。

【引起心肌梗塞的心臟與冠狀動脈】

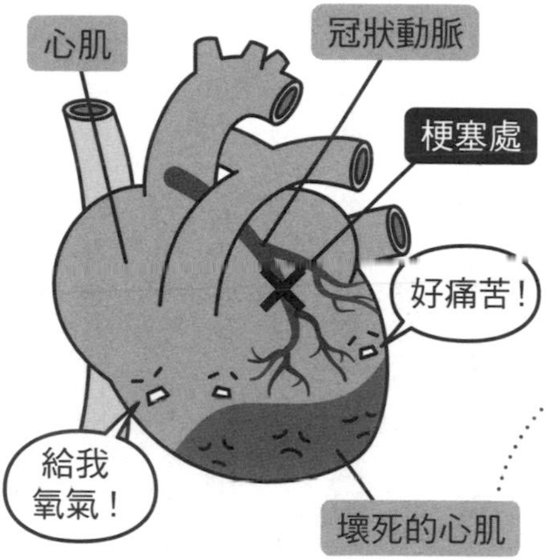

心肌梗塞會疼痛的、不是血管而是心肌

血液流不進心臟的肌肉，
導致心肌細胞因為缺氧而壞死。

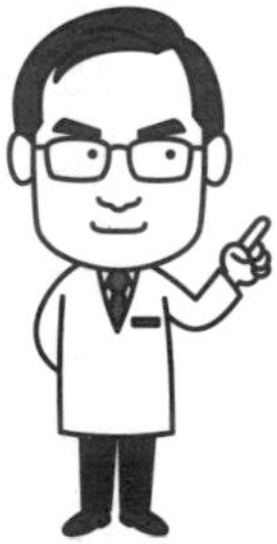

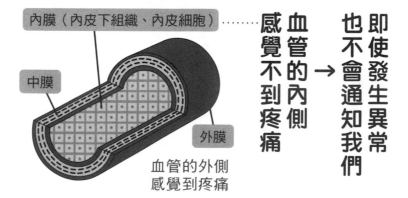

心肌梗塞痛的不是血管梗塞的部分，而是因為血液無法流過，導致心臟肌肉發生疼痛。而心肌細胞也會隨著時間經過而逐漸壞死。

【血管的結構】

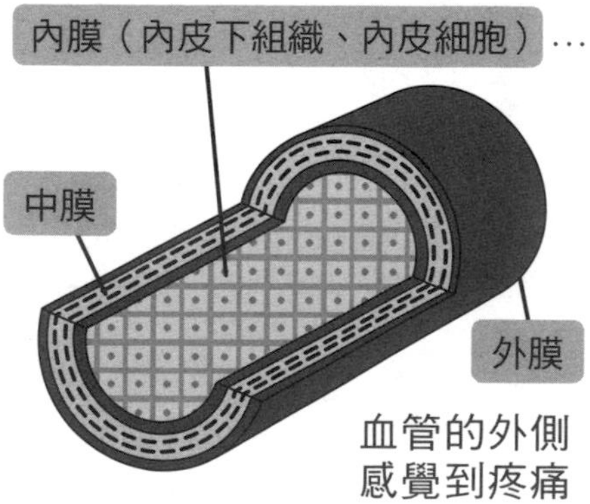

血管的內側感覺不到疼痛 → 即使發生異常也不會通知我們

AED拯救了心肺停止的松村邦洋

諧星松村邦洋在2009年的東京馬拉松大賽中，因為急性心肌梗塞而昏倒，最後靠著AED撿回一命，成為當時新聞熱議的話題。松村邦洋雖然體重約100公斤，但身體狀況良好，這已經是他第4度挑戰馬拉松。

比賽開始後，原本跑得很順利，到了約15公里處突然倒在跑道上，他口吐白沫、臉色發青、意識不明，呈現心肺功能停止的狀態，原因是**急性心肌梗塞造成的心室顫動**（心臟肌肉細微顫抖，導致血液無法送到全身的狀態）。

幸虧帶著AED的工作人員在一旁陪跑，**立刻對他進行急救處置，靠著AED的電擊、幫助他恢復了意識**，隨後將他送到醫院。松村邦洋因為處置迅速而救回了一命，但只要任何一步出錯就是攸關性命的問題。

因為這起事件，最近不只馬拉松大賽的場地，日本全國的運動設施、劇場等公共場所也都設置了AED。為了以防萬一，每個人都能懂得如何使用AED是非常重要的事情。

據說心臟停止如果不在3分鐘內處理、呼吸停止如果不在10分鐘內處理，死亡率就會超過5成。AED的使用方法很簡單，任何人即使不具備專業知識也都能操作。接下來將詳細解說如何操作使用。

馬拉松大賽中發生**心肌梗塞**！如果沒有AED的話…

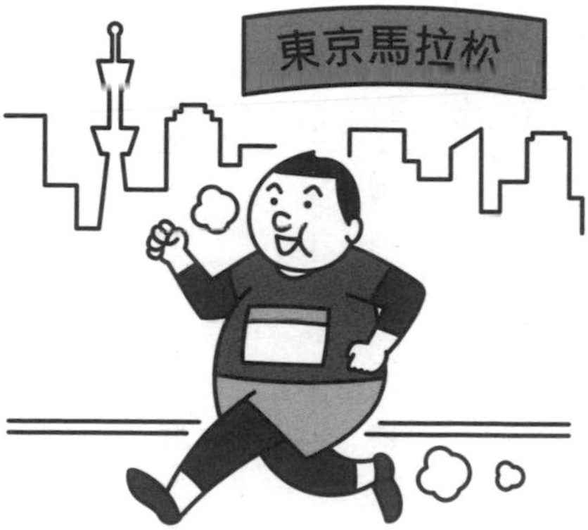

馬拉松大賽當天，起跑時狀況良好。

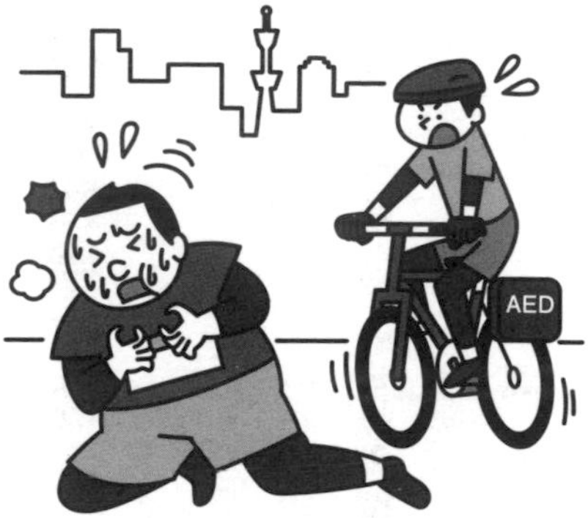

因為急性心肌梗塞昏倒，心肺功能停止！帶著AED的工作人員立即趕過去。

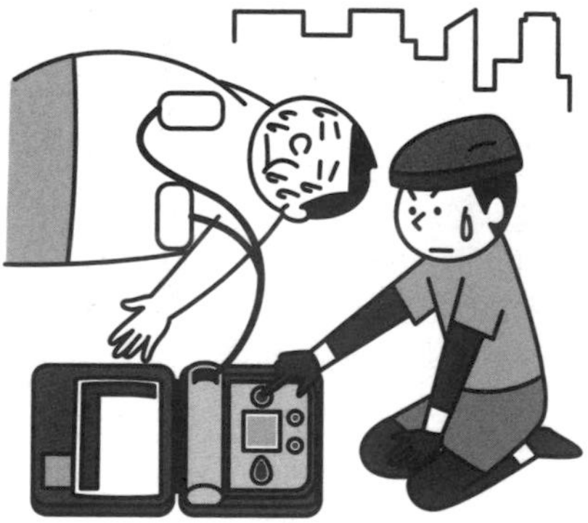

立刻透過電擊急救恢復意識，如果沒有AED就會有生命危險！

你的勇氣與急救處理能夠拯救性命！

如果發現有人失去意識倒在路上，你會怎麼做呢？你會試圖叫醒他？還是會呼叫救護車？雖然這些行為都是必要的，但心肺功能停止的急救處理分秒必爭，**如果只是等待救護車抵達，救回一命的可能性就會愈來愈低。**

首先請大聲呼叫當事人，撥打１１９通報並要求安排ＡＥＤ。在等待的期間進行心臟按摩也非常重要，雖然需要一點勇氣，但沒有經驗的人也能輕易做到。詳細操作方法請看Ｐ72～74的解說。

大家都會害怕如果因為自己操作方式錯誤、而導致對方死亡該怎麼辦，但症狀不可能因為壓迫胸骨而惡化，請放心，狀況絕對不會變得更糟糕。**如果丟著呼吸停止的人不管，他絕對不會獲救，但如果及時進行心臟按摩，他就有獲救的可能。**

這已經是30多年前的事情了，我在自治醫大的循環器內科接受細田嵯一教授的指導時，曾負責教授醫療人員心臟按摩的方法。回到東京時，岳父織畑秀夫（當時是東京女子醫大的一般外科教授，並擔任日本急救醫學會、日本醫學教育學會的會長）曾問我，該怎麼做才可以讓一般人也能操作心肺復甦術，我記得自己當時回答他：「與其傳授基本的技術，更重要的是告訴他們，無論如何都應該毫不猶豫地實施心肺復甦術，而且絕對不會因為做了這件事而被批評。」

面對這種困難的狀況，任何人都會擔心如果做不好該怎麼辦、如果因為做錯了而沒有救回對方該怎麼辦。但是，**只要想到如果自己什麼都不做、就一定會死的人，或許他人能夠因為自己的心肺復甦術而救回一命、更必須鼓起勇氣採取行動。**

雖然稱為「心臟按摩」，但除非剖開胸口直接抓住心臟按壓，否則即使壓迫胸部也無法按摩到心臟。以心肺復甦術按壓胸部時，血液會流往胸部外面，手放開時血液又會流回胸部，接著再度壓迫胸部讓血液流往胸部外面，透過這樣的反覆操作幫助血液循環。換句話說，胸部受到壓迫的部分在按摩時成為幫浦，負擔起血液循環的功能。

心臟按摩聽起來似乎很困難，但這個時候心臟是血管的一部分，不過就是讓血液通過的管道罷了，這絕對不是什麼困難的作業，只要你稍微鼓起勇氣就沒問題。如果昏倒的人對你的呼喚沒有反應，請立刻採取行動。

緊急！時候請記住
搶救生命的**心臟按摩**與 **AED** 的使用方法

Step 1　首先撥打 119 並安排 AED

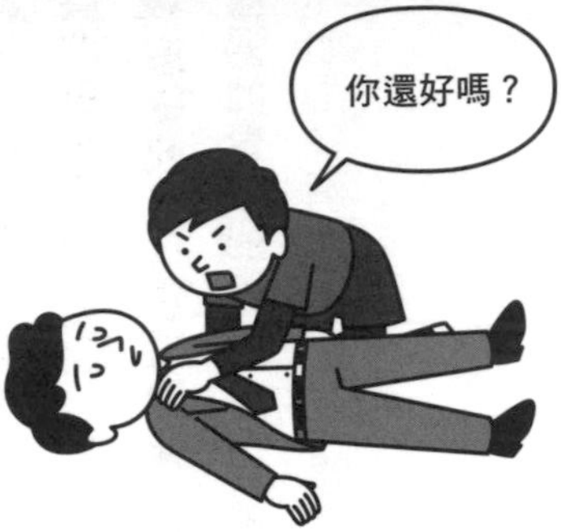

① 確認反映

如果發現有人昏倒在路邊，請拍拍他的肩膀，在他耳邊呼喚「你怎麼了？」「你還好嗎？」

↓

② 撥打119通報並要求AED

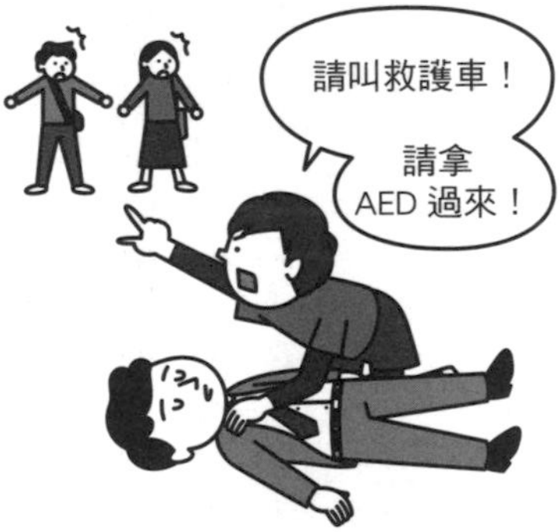

如果對方沒有反應，請大聲地向周圍的人求助，麻煩他們撥打 119 通報，並將 AED 拿過來。如果周圍沒有任何人，就自己動手。

※ 台灣約有 1 萬 2 千台，分設在車站、學校等公共場所為主，可以在衛生福利部建置的【AED急救資訊網】查到，或通報時，順便向119查問。

↓

③ 確認呼吸

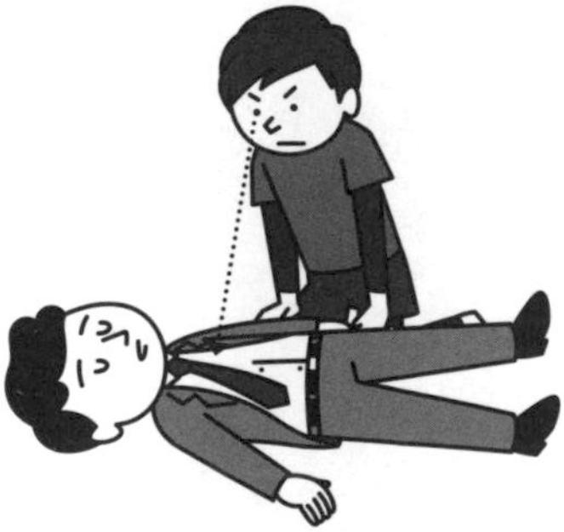

為了觀察呼吸狀況，請盯著胸口與腹部的活動不超過 10 秒。如果發現對方並未正常呼吸，請進行下一頁的心臟按摩術。

Step 2 心臟按摩只要按壓胸骨即可！

4 雙手重疊置於胸骨上

雙手手掌張開，重疊放在心窩上方，胸口正中央的胸骨上（大約是乳頭與乳頭之間）。

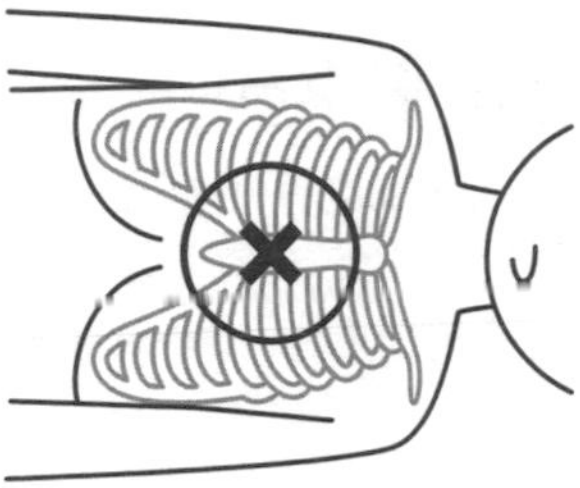

↓

5 心臟按摩只要按壓胸骨即可！

確實且大力地垂直按壓，壓到胸口下沉約 5cm 左右。按壓時手肘伸直，使用背部的力量。

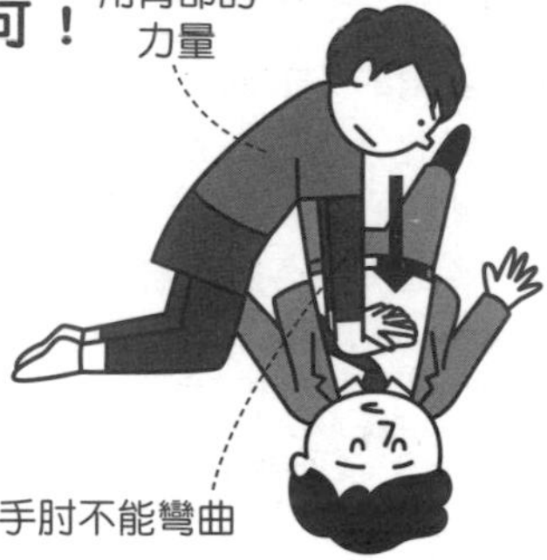
用背部的
力量
手肘不能彎曲

錯誤示範

手肘彎曲就無法用力按壓。請手肘確實伸直，用全身的體重去壓。

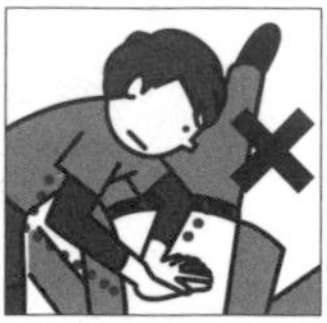

↓

6 以1分鐘100次的節奏持續按壓

在AED與救護車抵達之前，以 1 分鐘 100 次的快節奏不間斷地持續按壓。雖然會擔心發生什麼萬一，但症狀不會因為壓迫胸骨而惡化，不需要拘泥方法的細節，請毫不猶豫地持續進行吧。

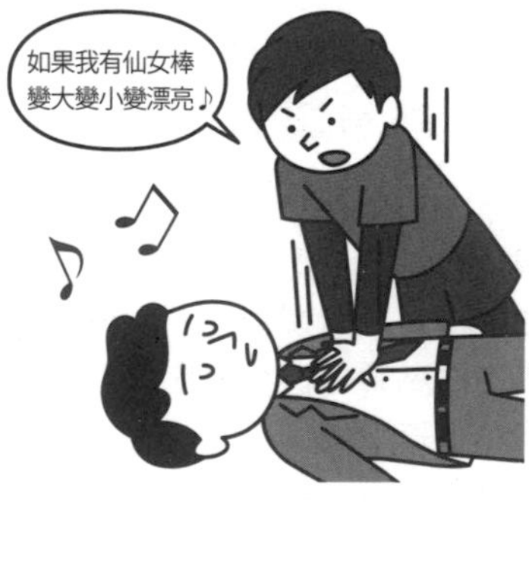
如果我有仙女棒
變大變小變漂亮♪

〔Point〕按摩時邊唱歌

「哆啦A夢」或「麵包超人」的主題曲都是 1 分鐘大約 100 拍的歌曲，哪一首都可以，可以邊唱歌邊配合歌曲的節奏進行心臟按摩。不管對誰來說，持續對心臟停止的人進行按摩都是一種壓力，唱歌也可以多少放鬆一點。

Step 3 將貼片貼在胸口後，就交給 AED 吧！

7 開啟AED電源

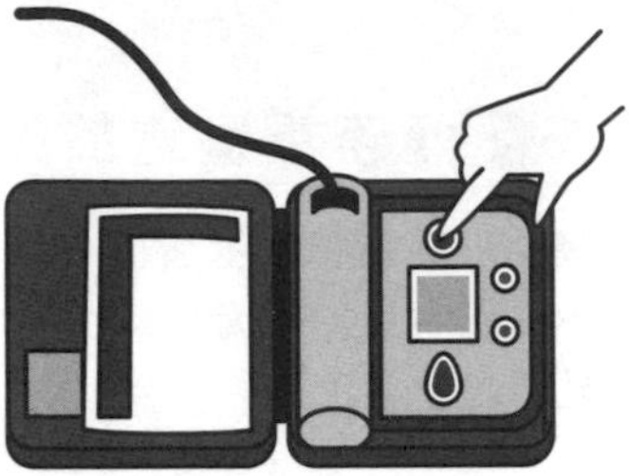

AED 送達之後，請先開啟電源，有些機種只要打開蓋子，電源就會自動開啟。電源開啟之後，就會開始語音指示。

↓

8 將電極片貼在胸口

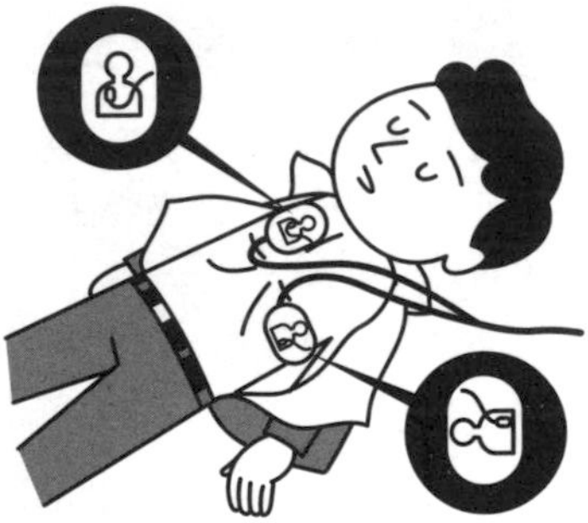

敞開昏倒的人的胸口衣襟，如果胸口都是潮濕的汗水請先擦乾。接著將電極片確實貼在右胸上方（鎖骨下）與左胸下方，像是夾住心臟一樣

※如果胸口埋入節律器，可以看到胸部有僵硬突出的部分，貼電極片時請避開。
※學齡前幼兒請使用幼兒用電極片。如果沒有幼兒用的，請將大人用的貼在胸口與背部。

↓

9 AED會自動解析心電圖

AED 會自動解析心電圖，並開始語音指示。這時請停止心臟按摩，離開昏倒的人。

↓

10 給予電擊

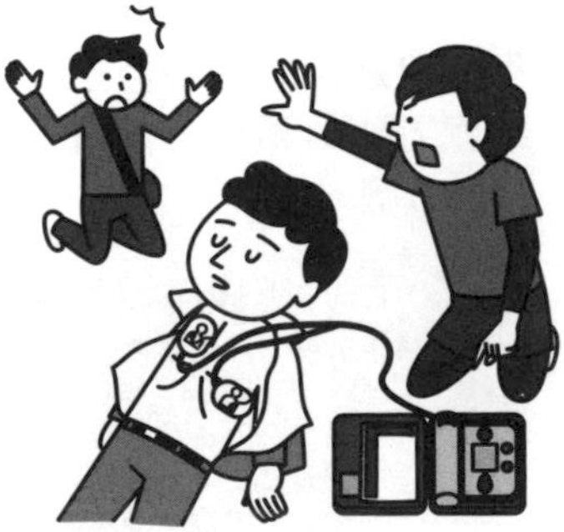

如果 AED 判斷有必要，就會發出「需要電擊」的指示，並且開始充電，請根據指示按下按鈕。電擊後，請在貼著貼片的狀態下，立刻重新開始心臟按摩，並持續到救護車抵達。有些機種會給予是否需要再度電擊的指示，請遵循指示操作。

第 2 章

如何傾聽
血管
無聲的呼喊？

怎麼會是他！突如其來的血管疾病

如果去訪問那些因為急性心肌梗塞或腦中風、而被送來的患者的家人與同事，大家一定會異口同聲地說**「怎麼會是他！他昨天還好好的啊……」**。無論是週末打高爾夫球，還是到處跑來跑去，都生龍活虎完全沒有問題，為什麼會突然發生這種危及性命的疾病呢？

一般來說，如果生病應該會出現發燒、肚子痛之類的症狀才對，這麼一來當事人也會覺得不舒服而去醫院就醫。**但若換成是心肌梗塞或腦中風之類的重大血管事故，就不會有任何徵兆，這才是最可怕的地方。**

就如上一章所說的，最容易發生心肌梗塞的是血管狹窄度25％以下，連心絞痛的症狀都沒有的狀態。當事人完全沒有自覺症狀，血流也很豐富，即使從事劇烈運動，胸口也不會感覺疼痛。就在這時，冠狀動脈的斑塊突然破裂堵住血管，人也突然倒下，如果運氣不好，甚至可能招致猝死。

這是因為血管內膜沒有知覺神經，即使形成斑塊也不覺得疼痛。那麼，該怎麼做才能傾聽血管無聲的呼喊、預防可怕的猝死呢？接著就讓我們來看看詳細的解說。

心肌梗塞最可怕的地方，就是發生於原本生龍活虎的人身上，且完全無任何徵兆

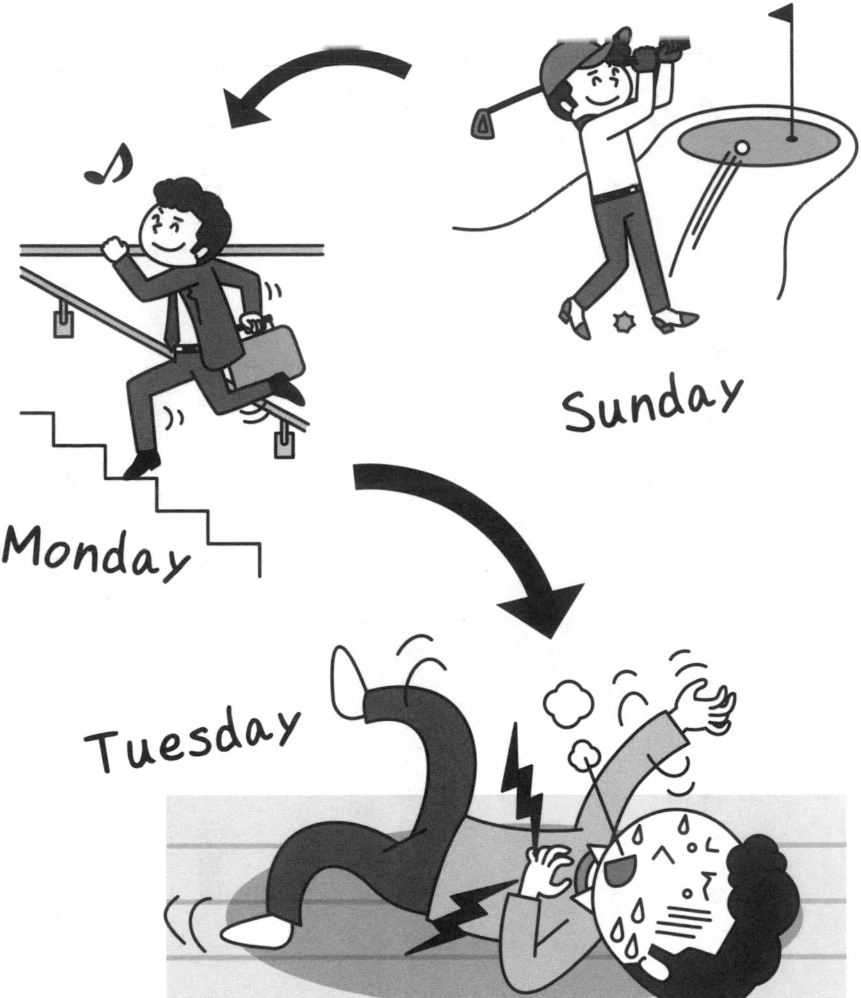

導致猝死的血管事故4大危險因子

引發心肌梗塞與心絞痛等致命血管事故，其主要原因是血管老化與動脈硬化。而會**加速動脈硬化的4大因子分別是①高血壓、②血脂異常、③糖尿病、④吸菸。**

如果罹患高血壓，施加於血管壁的內壓上升，血管就會因為持續承受高壓而受損，等到某天無法繼續承受這股壓力時，斑塊甚至血管都可能破裂。

血脂異常則是血液中的壞膽固醇與中性脂肪增加的疾病。尤其壞膽固醇會在血管內膜形成斑塊，是導致血管變窄、血液循環變差的萬惡根源。

此外，如果血糖值因糖尿病而升高，血液就會變得黏稠，導致動脈硬化加劇，這時血管壁就會變得脆弱，稍微一點刺激就容易破裂。

最後是吸菸。吸菸時，血管會因為尼古丁等有害物質收縮30分鐘，如果1天反覆好幾次就會對血管造成傷害，血管因為吸菸而收縮時，斑塊也可能破裂，引起血管事故。換句話說，**想要預防血管事故，只要去除這4大危險因子即可。**

萬惡根源是這 4 項
①高血壓、②血脂異常、③糖尿病、④吸菸

【血管事故的 4 大因子】

① **高血壓**：內壓上升，對血管壁造成壓力

② **血脂異常**：壞膽固醇沉積

③ **糖尿病**：血管壁變得脆弱、容易破裂

④ **吸菸**：血管收縮，對血管壁造成傷害

【生活習慣病的患者數】

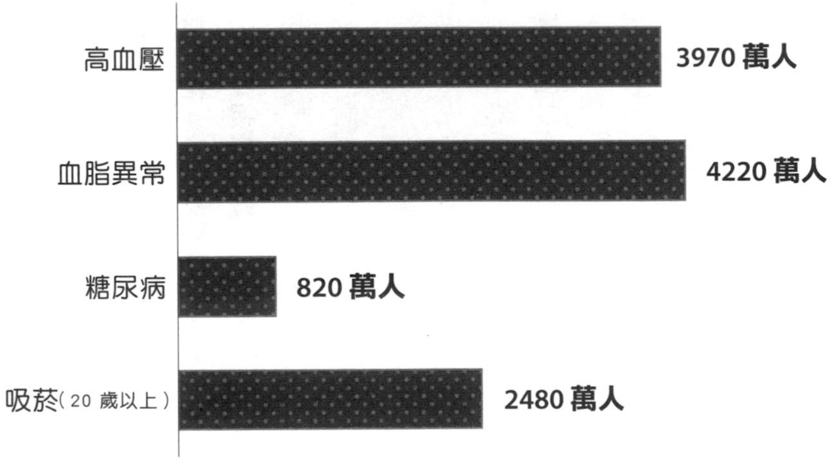

（出處）修改自厚生勞働省「平成 18 年（2006 年）國民健康・營養調查結果概要」

預防心肌梗塞也能預防腦中風

某天我與擔任長嶋教練主治醫師的腦神經內科權威——內山真一郎醫師談話時，他提到**腦中風的危險因子，與前頁介紹的心肌梗塞4大危險因子（①高血壓、②血脂異常、③糖尿病、④吸菸）完全相同，讓我相當驚訝。**

腦中風也幾乎是在某天就會突然發生，毫無預兆。原本生龍活虎的人突然去世，讓周圍的人大受衝擊，會覺得「怎麼會是他！」狀況與心肌梗塞完全相同。

心肌梗塞是心臟明明正常跳動，卻因為冠狀動脈阻塞，導致前方的心臟肌肉壞死。腦梗塞也不是大腦本身有毛病，而是腦血管突然塞住，導致血流中斷，腦細胞壞死。簡而言之，兩者都是血管疾病，換句話說，**如果能預防心肌梗塞，也能同時預防腦中風。**

猝死的第1大原因是心肌梗塞等心臟疾病，第2是腦梗塞等腦中風的狀況，兩者佔了整體的8成多，如果再加上第3的主動脈瘤破裂與主動脈瘤剝離，可以發現約9成的猝死都是血管疾病。因此，留意這4大危險因子，傾聽血管沉默的呼喊，主動保護血管，就能預防可怕的猝死。

心肌梗塞與腦梗塞都是血管事故
只要消除 4 大危險因子就能預防

腦梗塞

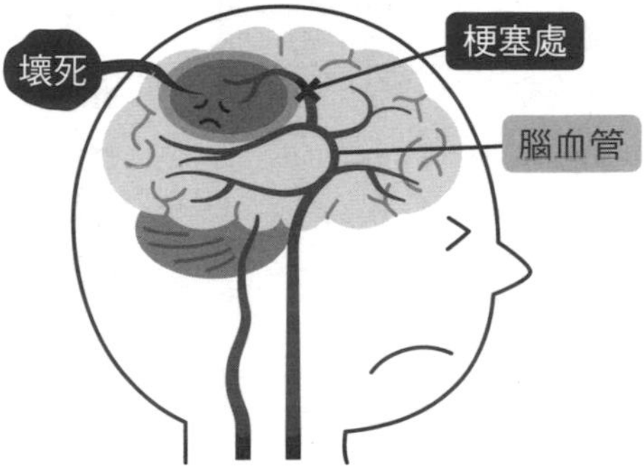

腦血管如果阻塞，血流就會中斷，腦細胞就會壞死。

心肌梗塞

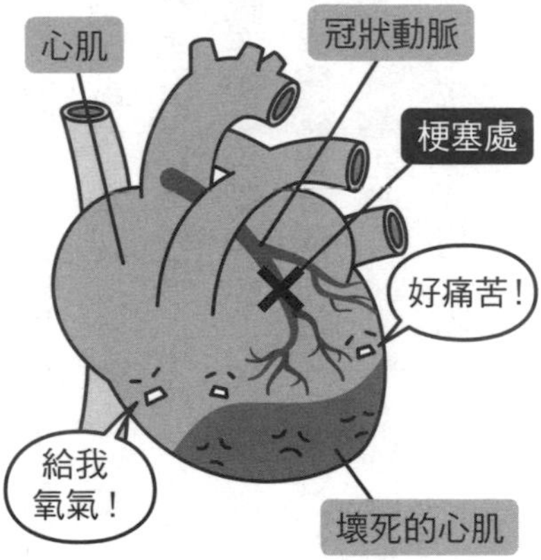

冠狀動脈如果阻塞，血流就會中斷，心肌細胞就會壞死。

兩者都是血管疾病

↓

① 高血壓、② 血脂異常、③ 糖尿病、④ 吸菸

只要消除這 4 大危險因子
就能同時預防心肌梗塞與腦梗塞
（預防約 8 成的猝死）

猝死風險因為「3倍法則」而暴增！

高血壓、血脂異常、糖尿病、吸菸是產生血管事故的4大危險因子，只要有任何一項就會加速動脈硬化。如果有多項更是會堵塞血管，導致血管破裂出血，猝死的危險性也會更加提高，因為4項危險因子會交互帶給彼此不好的影響。

舉例來說，血壓升高會導致血管內壓上升，對血管壁造成壓力，如果再加上糖尿病，就會傷害血管，使得動脈硬化更加嚴重。

我所提出的理論是「**3倍法則**」。舉例來說，**高血壓患者引發血管事故的可能性是健康者的3倍，如果再加上血脂異常，就是3×3等於9倍；要是再加上糖尿病，就是3×3×3達到27倍；倘若這個人還吸菸，風險就高達3×3×3×3，也就是81倍。**這麼一來就算招致猝死也真的無話可說了。

不過，也不需要急著悲觀，因為風險高的人，**只要減少這4大危險因子的任何一項，風險就會降低3分之1。**譬如風險81倍的人只要戒菸，風險就會降低為27倍，如果還能改善高血壓，就能降低到9倍。這麼一想，就應該想辦法從這4項風險中減少任何一項。

符合 4 大危險因子任 1 項，風險就增 3 倍，4 項都符合竟然高達 81 倍！

【心肌梗塞、腦梗塞的危險度】

	符合的情況	消除的情況
高血壓	3 倍 ↑	降低 1／3 ↓
血脂異常	3 倍 ↑	降低 1／3 ↓
糖尿病	3 倍 ↑	降低 1／3 ↓
吸菸	3 倍 ↑	降低 1／3 ↓

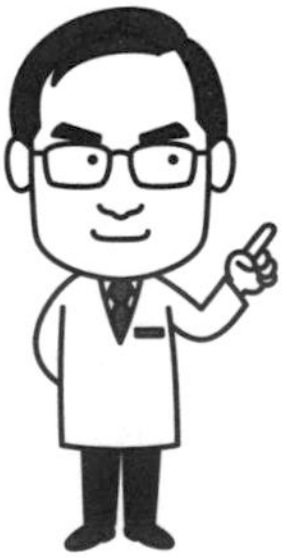

1 項因子 **3 倍**！

2 項因子 **9 倍**！！

3 項因子 **27 倍**！！！

4 項因子 **81 倍**！！！！

血管事故的4大危險因子① 高血壓

接著一一來看血管事故的4大危險因子與對應方式。首先是第一項的高血壓，血壓是心臟跳動對血管造成的壓力，高血壓的人總是暴露在強烈的壓力下，因此會對心臟與血管造成負擔。於是血管變硬、變窄，動脈硬化也會逐漸惡化。

至於導致高血壓的生活習慣，第一個要提醒的就是鹽分攝取過量。鹽的成分是鈉，當鈉過剩時，血液就需要更多水分將其稀釋，於是心臟的幫浦為了送出更多血液全力運作，血壓就因此而上升。此外，進入血管壁的鹽分也會導致血管硬化，因此高血壓患者的首要之務就是控制鹽分。

第二項因素是壓力。我們的身體有交感神經與副交感神經兩種自律神經，兩者會彼此取得平衡，白天活動時交感神經較活躍，血壓也因而上升，休息與睡眠時則因為副交感神經的作用使得血壓下降。如果因為工作過度或人際關係的壓力，導致交感神經隨時處於緊張狀態，血壓也會維持在較高的數值，因此藉由適度的休息與睡眠，讓身心都放鬆下來相當重要。

高血壓患者必須注意鹽分與壓力

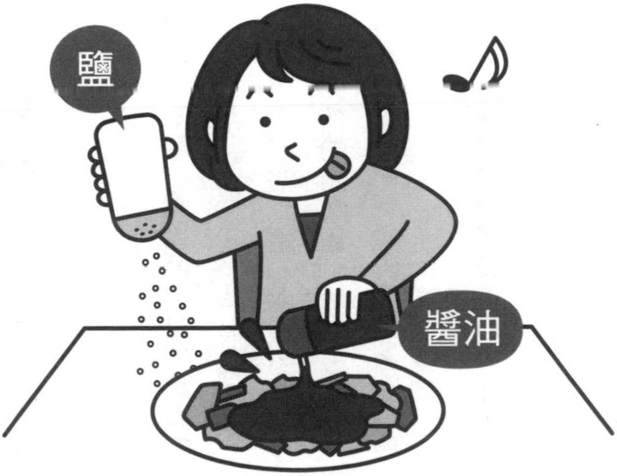

攝取過多鹽分是高血壓的根源。巧妙使用高湯或香料等取代鹽分與醬油，想辦法讓自己習慣清淡的飲食。

工作過度與壓力也是導致高血壓的因素，請透過休息與睡眠讓身心放鬆下來吧！

血管事故的4大危險因子② 血脂異常

血脂異常是體內的膽固醇與中性脂肪增加過多的生活習慣病，其中**俗稱壞膽固醇的ＬＤＬ膽固醇，是加速動脈硬化的最主要原因。**從左頁圖表就能了解，ＬＤＬ膽固醇值愈高，心肌梗塞的發病率也會隨之提高。

如同第１章的介紹，血液中的ＬＤＬ膽固醇增加過多，就會在血管壁上形成柔軟有彈性的瘤狀物，稱為粥狀硬化斑塊，當斑塊變大，就會導致血管變窄，引起心絞痛。至於斑塊破裂則會形成血栓，阻礙血流通過，引起心肌梗塞或腦梗塞。

ＬＤＬ膽固醇增加過多的最主要因素是卡路里攝取過量，因此請每餐控制在八分飽，避免吃太多。但也有人因為遺傳的關係，儘管體型苗條、食量不大，ＬＤＬ膽固醇依然很高，因此請諮詢醫師。

ＨＤＬ膽固醇（好膽固醇）則能夠幫助我們清理ＬＤＬ膽固醇，將累積在細胞與血管內的多餘壞膽固醇回收，帶回肝臟。**增加好膽固醇最好的方法是運動**，就算只是走路也可以，請養成定期運動的習慣吧！

壞膽固醇將導致血管事故

【LDL 膽固醇值與冠狀動脈疾病的風險】

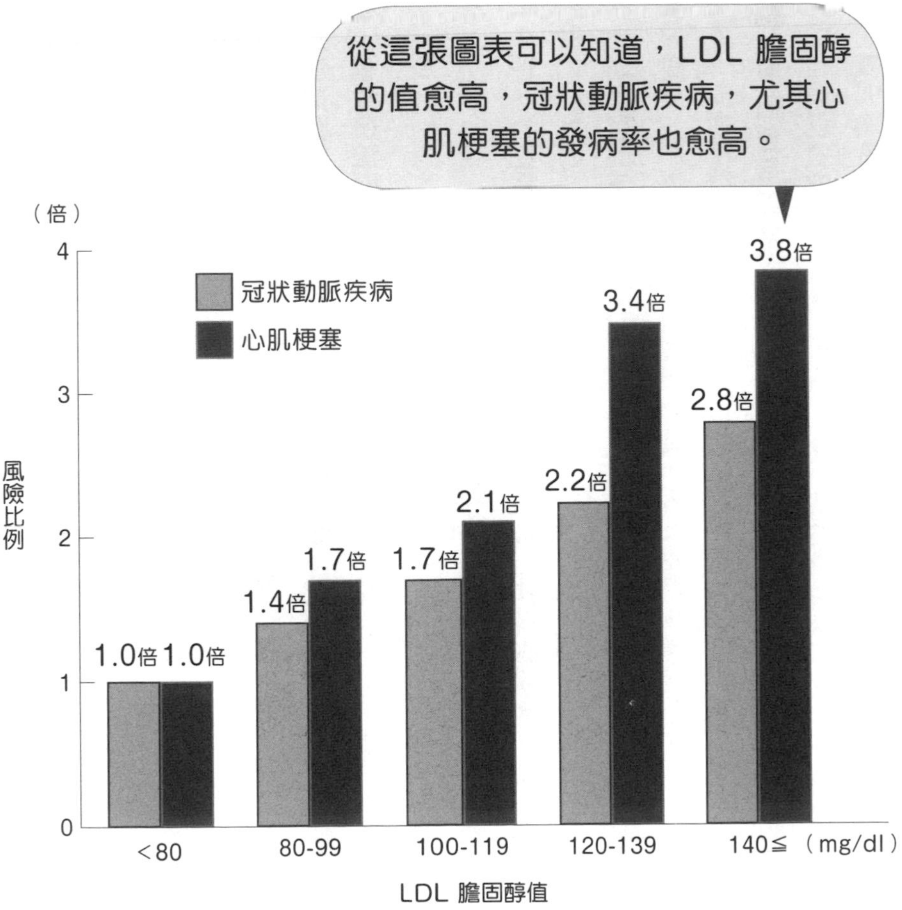

根據性別、年齡及其他關連因子（血壓、降血壓藥的使用、血糖值、BMI、吸菸狀況、飲酒狀況、降膽固醇藥物的使用、HDL 膽固醇值、中性脂肪值、登錄年及地區）進行調整。

（出處）Imano, et al, Prev Med 52(5):381-6, 2011

血管事故的4大危險因子③　糖尿病

糖尿病是因為胰臟分泌的荷爾蒙「胰島素」不足，或是功能不佳，導致無法將食物中的糖分轉變為能量，使得多餘的糖分溢出到血液中的疾病。

血糖值是顯示血液中含糖量的數值。**如果高血糖的狀態持續，就會產生活性氧，加速造成動脈硬化的LDL膽固醇氧化，此外也會傷害血管壁，使血液變得黏稠，導致血流惡化。**如果主動脈硬化加劇，就會引起心肌梗塞以及腦梗塞。

不過，糖尿病最可怕的是在細小血管引起的三大併發症。「糖尿病網膜症」會造成失明、「糖尿病腎病變」需要洗腎、「糖尿病神經病變」會從腳尖引起神經障礙，最糟的情況甚至必須截肢！

糖尿病初期也有很多人完全沒有自覺症狀（可自我察覺的症狀），病情就在不知不覺當中惡化，導致全身血管變得脆弱，因此定期接受血液檢查、早期發現非常重要。高血糖時，容易出現如左頁的自覺症狀，必須多加注意。

糖尿病的原因包括遺傳、暴飲暴食、肥胖、運動不足等。內臟脂肪增加，胰島素的作用就會變差，血糖值也會上升，請均衡地攝取多種食物、控制在八分飽，並養成適度運動的習慣吧！

說不定是**糖尿病**？
如果有這些症狀就必須注意

【高血糖時容易自覺的症狀】

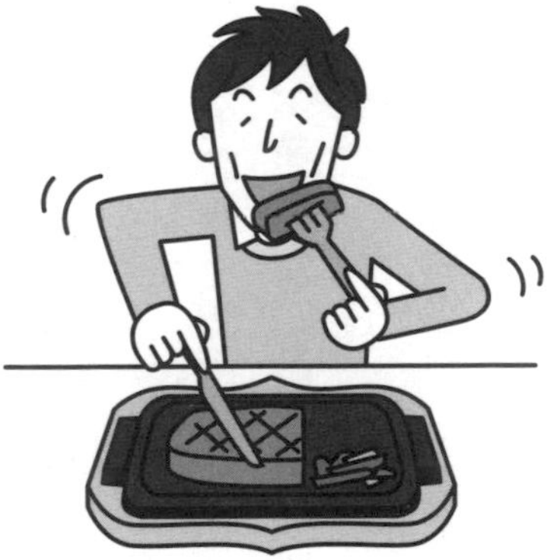

食欲旺盛，體重卻減輕

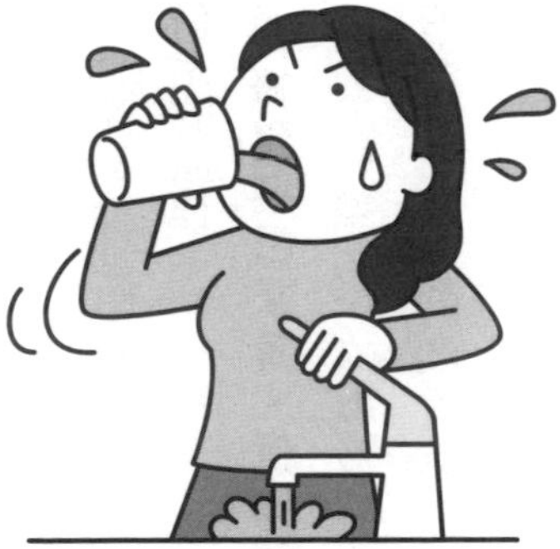

異常口渴、頻尿

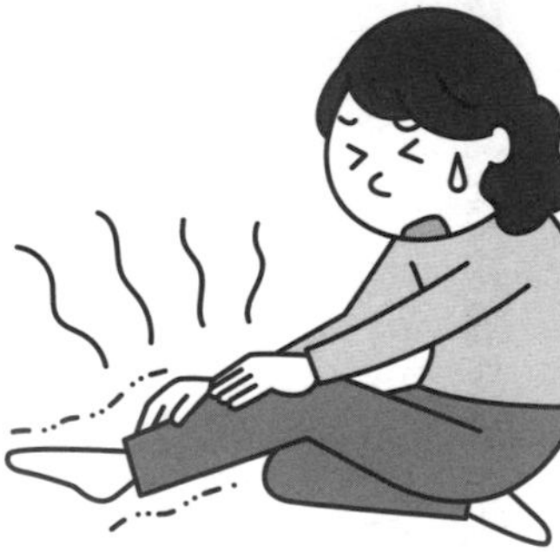

手腳麻痺、抽筋

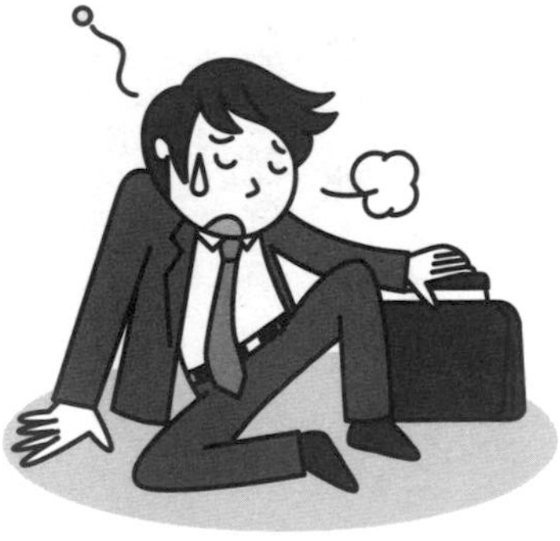

經常覺得身體倦怠，
容易疲倦

血管事故的4大危險因子④　吸菸

4大危險因子的最後一項是吸菸。香菸裡含有尼古丁、焦油、一氧化碳等許多有害物質，不僅會造成心肌梗塞等血管疾病，也是肺癌、肺氣腫等許多疾病的原因。

大家都說香菸「百害無一利」，**吸1根菸後，血管的收縮會持續長達30分鐘**。如果是1天吸好幾根菸的老菸槍，血管就會隨時維持著收縮的狀態。

這段期間，血壓也維持著上升的狀態，因此會對收縮的血管施加壓力並造成傷害，受傷的血管壁容易累積壞膽固醇，加速動脈硬化。

此外，香菸也會增加血液中的活性氧，使血液中的LDL膽固醇氧化，形成斑塊。如果血液循環因血液黏稠而變差，動脈硬化就會加劇，也容易形成導致心肌梗塞與腦梗塞的血栓。

治療高血壓與糖尿病很辛苦，但戒菸卻只需要你的強烈意志。一般來說，戒菸5年後，罹患心臟疾病的風險就相當接近不吸菸的狀態。現在也有戒菸門診（台灣政府有提供補助的門診戒菸療程），請務必趁此機會嘗試戒菸。

吸愈多菸，心臟疾病的死亡率愈高！

【1 天的吸菸量與缺血性心臟病的死亡率】

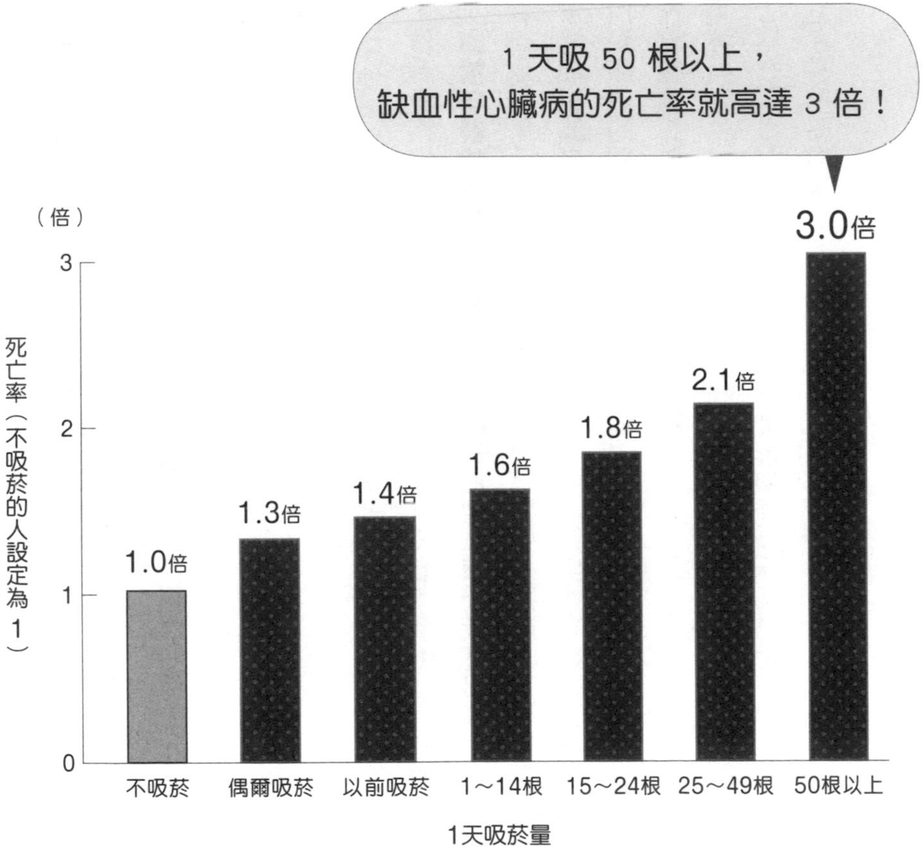

（出處）平山 雄：循環化學, 10（5）: 472,1990

注意顯示血管硬度的「血管年齡」！

血管年齡顯示了血管的硬度，是了解血管狀態、比實際年齡老化多少的指標。血管如果僵硬，血管年齡也會比較高，而透過血管年齡，也能知道動脈硬化的嚴重程度。雖然無法透過眼睛看見血管內部，但其實也可以利用「脈波」來調查。

心臟有規律地反覆收縮與擴張，將血液送往全身，如果使用左頁的加速脈波計調查，傳到手指尖「怦咚怦咚」的脈搏就會以波形顯示出來。**這個波形就稱為脈波，血管年齡能夠根據分析其數據的「加速脈波」計算出來。**

最近也有愈來愈多的醫院與健身房有配備這種加速脈波計，只要將手指放進感測器就能簡單測量。除此之外，也有利用雙手、雙腳的血壓與脈波傳導速度，測定血管年齡的四肢血壓脈波檢查。膽固醇值高的人，也可透過頸動脈超音波檢查，直接確認斑塊狀態、診斷動脈硬化。

即使不調查血管年齡，在健康檢查中測量血壓、LDL膽固醇、糖化血色素A1c值，也能在一定程度上了解血管的狀態。要注意不超過P101所示的標準值，是非常重要的事情。

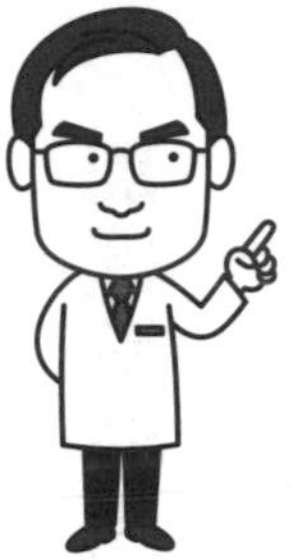

血管年齡是什麼？
簡單來說，
就是**血管硬化**程度。
（血管硬化 ＝ 血管年齡高）

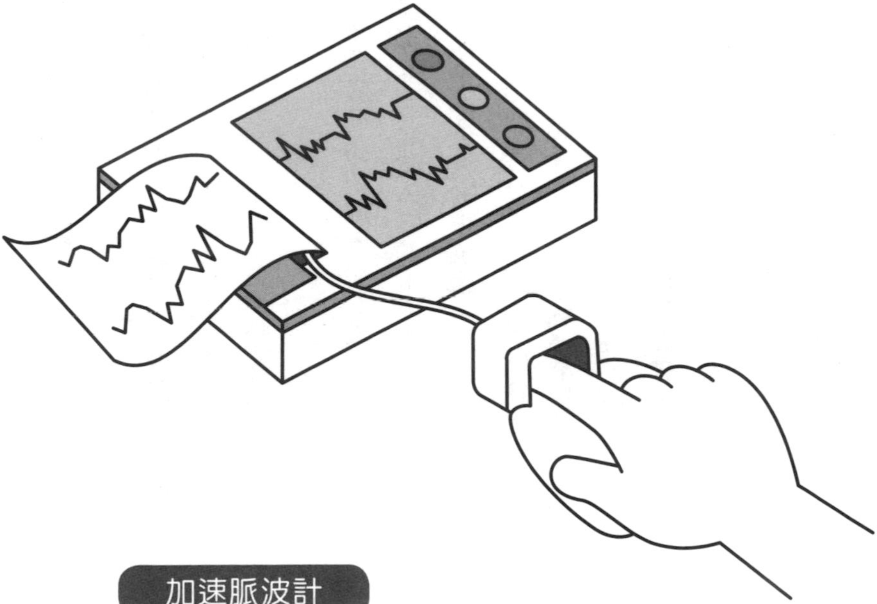

加速脈波計

輸入年齡、性別、身高、體重、血壓，並將手指放進感測器，就能當場測量手指的脈搏、從心臟到血管末端的血液流速，依此顯示血管年齡。

加速脈波的波形顯示血管年齡

我在1998年發現了「加速脈波老化指數」，並於美國的研討會中發表，在全球引起極大的迴響。首先，我在東京醫科大學的健檢中心，取得20～70歲男女各50人，共600人的加速脈波數據，調查脈波的波形如何隨著老化而改變，並找出了一定的規律。

左頁的圖表，分別顯示30多歲、50多歲、80多歲者的加速脈波波形。這裡必須注意的是，顯示血管柔軟度的b波，與顯示反彈力的d波。

動脈硬化程度愈輕的人，b波愈深，d波愈淺。

30多歲的人血管年齡較輕，b波較深，d波較淺，因此b波與d波的連線呈現一條從左下往右上的斜線。這條線到了50多歲逐漸接近水平，到了80多歲變成從左上往右下傾斜，這代表帶給血管傷害的反彈波較強。換句話說，**b波與d波的連線愈往右下傾斜，動脈硬化的程度就愈嚴重。**

根據這個隨著年齡而改變的波形，套用（b÷a）－（c÷a）－（d÷a）－（e÷a）的公式計算出來的值，就是加速脈波老化指數＝血管年齡。現在「血管年齡」這個名詞已經廣為人知，並且被使用於各種指標。

血管老化愈嚴重，**脈波**愈往右下傾斜

【加速脈波的波形模式如何隨著老化改變】

30 多歲

b 波到 d 波的連線
往右上方延伸
＝
動脈硬化不嚴重

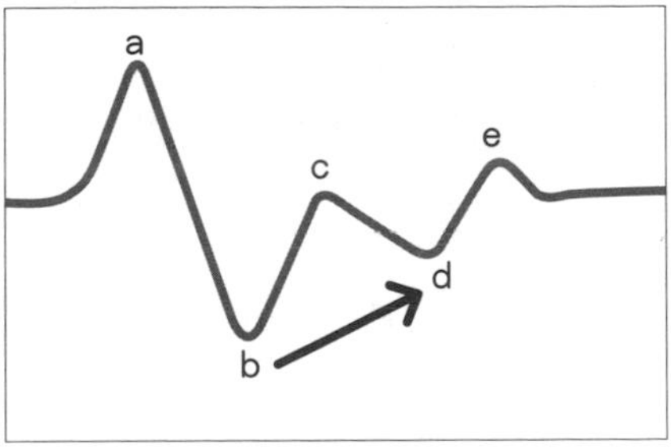

50 多歲

b 波到 d 波的連線
接近水平

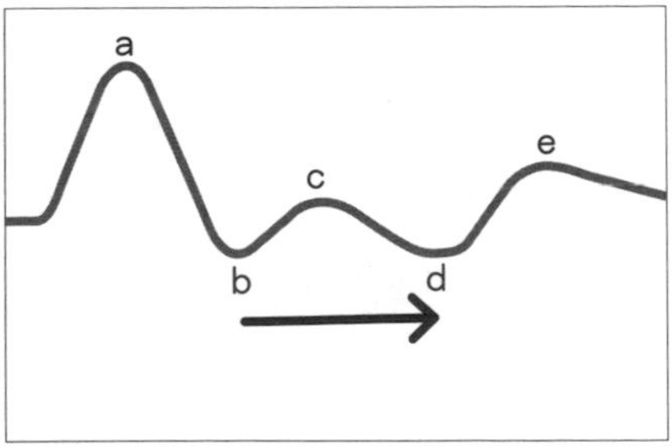

80 多歲

b 波到 d 波的連線
往右下方延伸
＝
動脈硬化正在加劇

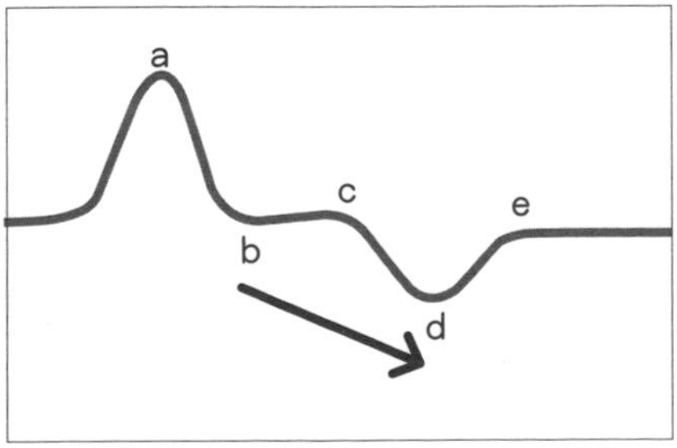

☑

你的血管幾歲？
檢查你的血管年齡

即使不去醫院測量脈波，也能用簡單的方式調查你的血管年齡。這裡介紹一份簡單的量表，請當成確認血管狀態的參考。

- □ 爬樓梯會覺得胸悶
- □ 責任感強，無論工作還是家事都不偷懶
- □ 總是覺得被時間追著跑
- □ 1天的吸菸量（根）×吸菸年數達到400以上
- □ 電話鈴響一定要馬上接起來
- □ 血壓高

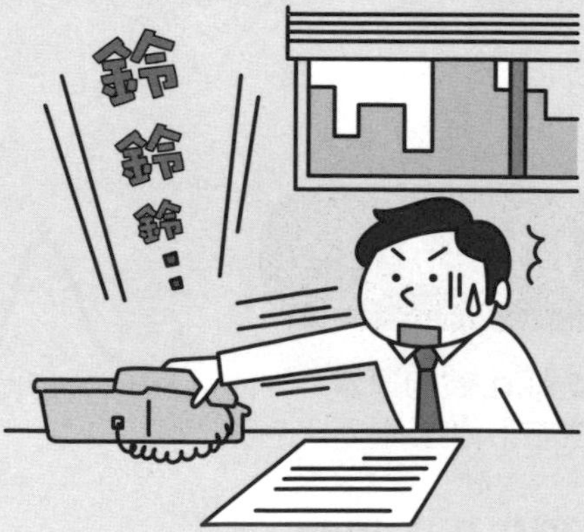

□ 運動不足

□ 喜歡速食與油膩的食物

□ 經常健忘

□ 有時會覺得手腳
冰冷、麻痺

□ 膽固醇值或血糖值高

□ 父母或兄弟姊妹，曾有人因為心肌梗塞或腦中風倒下

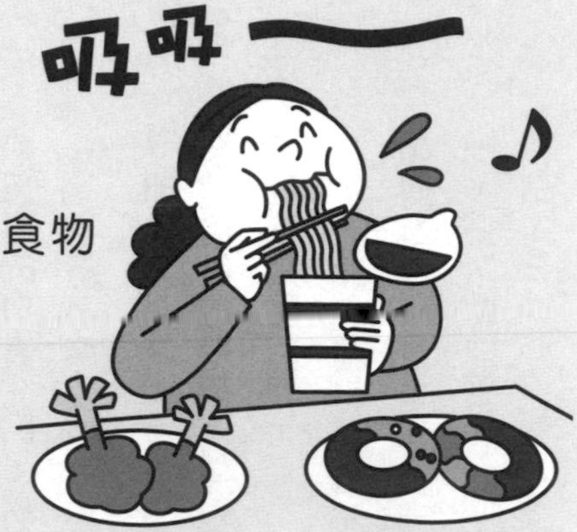

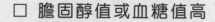

從打勾數來預測你的血管年齡

0～4個 ………… 與年齡相符

5～8個 ………… 實際年齡＋10歲

9～12個………… 實際年齡＋20歲

血管年齡能夠回春！

血管年齡基本上隨著實際年齡增長，雖然血管年齡愈年輕愈好，但只要還在自己的年齡加10歲以內，就幾乎可說是與年齡相符吧？不過，如果增加超過10歲，就必須懷疑有高血壓、血脂異常、糖尿病等生活習慣病的可能性。此外，**如果增加20歲以上，生活習慣病的可能性也更加提高，動脈硬化恐怕已經相當嚴重。**

從左頁的表格也可以發現，調查高血壓、血脂異常、糖尿病等生活習慣病患者的血管年齡，就會發現遠高於實際年齡。

不過，即使血管年齡高也不需要太過沮喪，動脈硬化屬於血管的老化，因此血管隨著年齡而變硬是自然現象，**只要重新檢視生活習慣，防止高血壓與壞膽固醇的增加，過著有益血管健康的生活，血管就一定會有所回應、血管年齡也能確實回春。**

首要之務是過著避免「廢物」累積在血管的生活。第3章之後將會詳述如何執行，首先請遵守P104與P128介紹的生活習慣與飲食生活4大守則，來幫助血管年齡回春吧！

血管年齡與生活習慣病的關係

血管年齡的標準

實際年齡 ± 10 歲以內：與年齡相符

實際年齡 ± 11~19 歲以內 ：可能有生活習慣病

實際年齡 ± 20 歲以上：動脈硬化、生活習慣病的可能性極高

【疾病的有無與血管年齡】

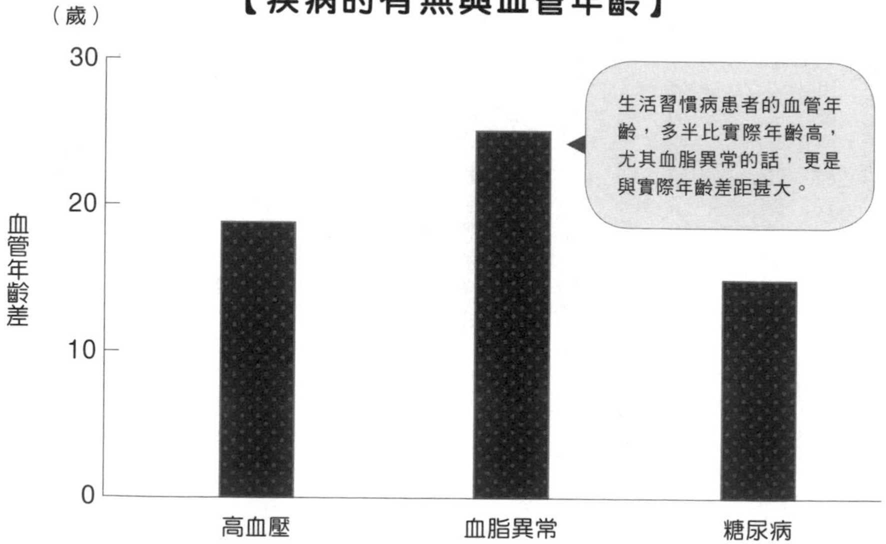
（歲）
30
20
10
0
血管年齡差
生活習慣病患者的血管年齡，多半比實際年齡高，尤其血脂異常的話，更是與實際年齡差距甚大。
高血壓
血脂異常
糖尿病

（出處）Takasawa K, et al. Hypertension 1998; 32: 365-370

健康檢查必須觀察的3個最重要數值

血管即使因動脈硬化變狹窄也不會有自覺症狀，那該如何分辨自己的血管狀態呢？方法就是**每年接受1次健康檢查**。導致血管事故的4大危險因子中，除吸菸外，高血壓、血脂異常、糖尿病這3項都能在一般健檢中確認。

首先是血壓。心臟如幫浦般收縮，將血液送往全身，心臟收縮時的血壓是收縮壓（高壓），心臟擴張、血液回流時的血壓則是舒張壓（低壓）。正常的血壓標準為收縮壓不超過140，舒張壓不超過90。血壓，也就是推壓血管的力道愈強、血管愈硬，對血管造成的負擔也愈大，因此**收縮壓超過140更需要注意**。

血脂異常分成3種類型，分別是①中性脂肪過高、②LDL膽固醇（壞膽固醇）過高、③HDL膽固醇（好膽固醇）過低，其中最需要注意的是**形成粥狀硬化斑塊的LDL膽固醇。如果其數值超過140就進入危險範圍。140剛好與血壓的異常值相同，請一併記住。**

至於糖尿病的重要數值則是**糖化血色素A1c**值。血糖值只要前一天有節制就能下降，但糖化血色素A1c是1～2個月前的平均值，因此能夠知道平常的狀態，只要**這個數值超過6.5%就會被診斷為糖尿病**。

血壓與壞膽固醇 140 以上，糖化血色素 A1c6. 5% 以上就必須注意！

最重要！！

【3 大危險因子的判斷標準】

◉ 高血壓

在醫療機構測量……**140／90mmHg 以上**

居家測量……135／85mmHg 以上

◉ 血脂異常（空腹驗血）

中性脂肪……150mg／dl 以上

LDL（壞膽固醇）……140mg／dl 以上

HDL（好膽固醇）……40mg／dl 以下

◉ 糖尿病

糖化血色素 A1c（NGSP）……6.5% 以上

空腹時血糖值……126m／dl 以上

每年1次，主動健檢！

你收到健康檢查的結果之後，會怎麼做呢？是不是覺得**「雖然血壓偏高，不過沒有任何症狀，應該沒問題吧？」**，**或是覺得「膽固醇偏高？只是吃太好吧？」**，然後就放著不管呢？據說即使接受健康檢查後，收到數值異常的通知，也**只有15％的人實際接受進一步的檢查**。雖然一方面是因為日本的檢查標準較嚴格，但這仍是個嚴重的問題。檢查結果不能只是隨便看過去，如果收到通知，努力治療與預防就非常重要。

血管內膜既沒有自覺症狀也不會疼痛，為了保持健康，無論如何都必須排除4大危險因子。**如果健檢的數值出現異常，必須視為出現疼痛並採取對策**。舉例，如果壞膽固醇出現180的數值，請你要有「好痛！」的感覺。

日本有「一病息災」的說法，譬如因為高血壓而接受治療的人，如果同時併發血脂異常，也具有能夠在治療中早期發現的好處。換句話說，只要有任何一項慢性病，並因此接受治療的人，反而不容易發生重大血管事故，而對自己的健康過於有自信的人，才真的是必須注意！

請每年接受1次健康檢查，確認4大危險因子的數值吧！抱持著我絕對不要罹患心肌梗塞與腦中風的決心，積極接受健檢非常重要。

血管沒有自覺症狀也不會疼痛，
該如何保持健康呢？

每年接受1次
健康檢查，
將 4 大危險因子當成疼痛感受
並積極預防！

↓

如果血壓或
壞膽固醇的值達到140以上
就必須當成
「好痛！」
來感受。

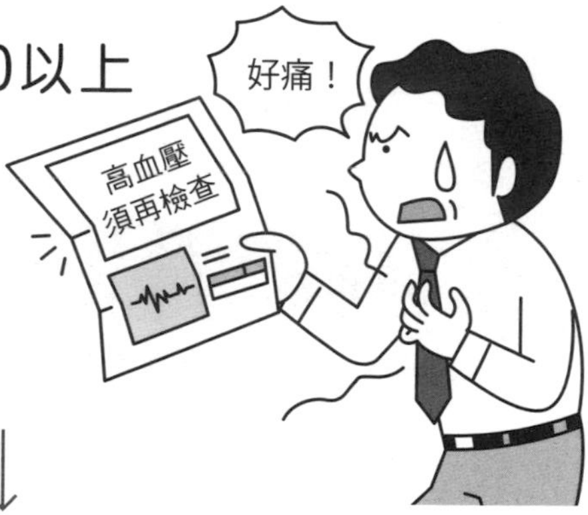

↓

抱持著我絕對不要罹患心肌梗塞、腦中風，
積極地接受健康檢查
非常重要。

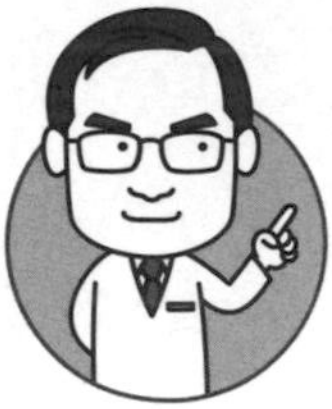

血管年齡回春的
生活習慣 4 大守則

努力禁菸

1

血管事故的 4 大危險因子之 1 。吸 1 根菸之後，血管會持續收縮 30 分鐘，不過只要禁菸 5 年，罹患心血管疾病的風險就幾乎接近不吸菸的狀態！

每週 2 天，1 天持續步行 20 分鐘

2

走路是促進全身血液循環的有氧運動，只要以比平常更快的步伐、更大的步幅行走，就能提升血管回春的效果。下雨天或身體不舒服的日子可以休息，在不勉強自己的狀態下持續執行。

品質良好的睡眠

3

睡得好能夠加速血液循環，血壓與心跳也會降低，讓血管與心臟休息。首先請從養成每天相同時間就寢、起床的習慣開始。

不累積壓力

4

壓力是血管老化的大敵。把「算了」當成座右銘，明天能做的事情今天就不做，就算被上司稍微挖苦也左耳進、右耳出等，抱持著寬裕的心情，好好照顧血管吧！

第3章

打造
不老化、不阻塞
的血管

買血壓計每天在家測量

每年接受１次健康檢查，確認血管的狀態固然重要，但４大危險因子中的高血壓，在家裡也能測量。最近的血壓計也有各種能夠輕鬆測量的機種，請務必買一台血壓計，養成每天在家裡量血壓的習慣。

在家裡量血壓的好處是，可以在平常放鬆的狀態下正確測量。醫療機構測量的血壓稱為**「診療室血壓」**，在家裡測量的血壓則稱為**「居家血壓」**。我參與製作的２０１４年日本高血壓學會指南中也提到，**「如果居家血壓與診療室血壓出現不同的診斷結果，以居家血壓的診斷為優先」**，現在以居家血壓為優先的規則已經相當普及。

血壓容易受到壓力影響，緊張時血管會收縮，導致血壓升高。如果在醫療機構接受穿著白袍的醫師測量，容易因為緊張而量出比平常更高的數值，稱為**「白袍高血壓」**。

但反過來也有在診療室的血壓明明正常，居家血壓卻偏高的**「隱性高血壓」**。平常因為高血壓而接受治療的人，往往會在早上去醫院前先服藥，於是藥效就在檢查時發揮，使得血壓下降，這種時候如果每天都在家裡量血壓，就能即早發現並採取對策。

比起「診療室血壓」以「居家血壓」為優先

診療室血壓

在醫療機構測量血壓的數值。有時候可能會出現「白袍高血壓」的情況，在穿著白袍的醫師面前，可能會因為緊張而量出更高的數值。

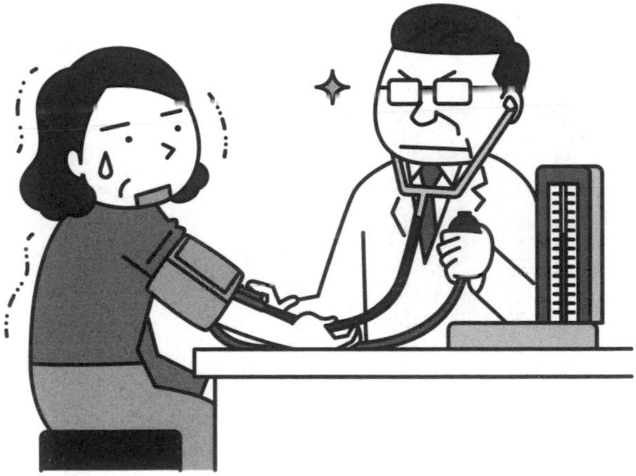

居家血壓

在自己家裡測量的數值。由於是在放鬆的情況下測量平常的血壓，因此診斷也應該以這個數值為優先。

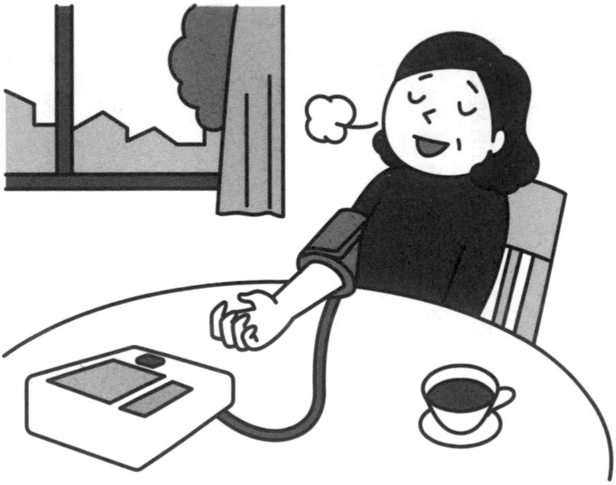

血壓的全球標準是收縮壓140，舒張壓90

最近家用的血壓計有各種類型，一般人也能簡單測量，而且能夠測到相當正確的數值。雖然也有一些方便攜帶的小型機種，但最推薦的還是透過上臂測量的標準類型。透過手臂或手指測量的機種，有時無法測出正確的數值，因此必須注意。

醫療機構測量的血壓正常值為收縮壓不超過140，舒張壓不超過90。請記住「14090」這個數字，這是全球的標準值，尤其收縮壓最重要，不能超過這個標準。

就如同上一頁提到的，診療室血壓因為緊張的關係，量到的數值往往比平常高，因此如果**在家裡測量，正常值應該各減5，也就是不超過135／85**。請記住「家裡各減5」。

最近為了仔細檢查高血壓，也有24小時監測的攜帶型血壓計。如果24小時配戴，有時候甚至會忘記其存在，因此數值應該會更低，標準值應該比診療室血壓減少10，也就是不超過130／80。1天的血壓平均稱為**活動式血壓**，請記得**「活動式血壓再減10」**。

一家一台血壓計！

【家用血壓計種類】

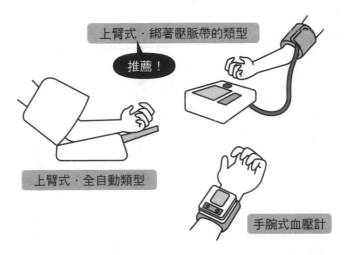

【記住血壓標準值】

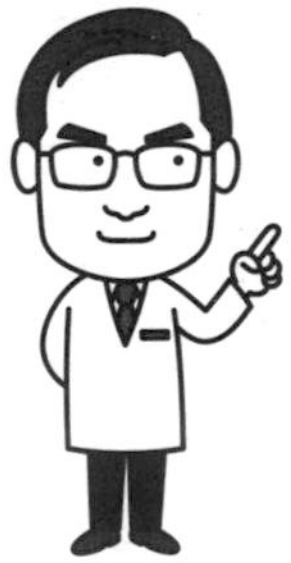

◉全球標準值（診療室血壓）

收縮壓 140mmHg 以下／舒張壓 90mmHg 以下

14090（請記住）

◉居家測量的血壓標準值（居家血壓）

收縮壓 135mmHg 以下／舒張壓 85mmHg 以下

家裡各減 5（請記住）

在家如何正確量血壓

請養成每天早上在家裡測量血壓的習慣。其實早晚各量1次最理想，但如果因此造成壓力，導致血壓上升反而不好，所以只在早上測1次也沒問題。請在用餐前、服藥前、起床後1個小時以內測量。

起床後請先排尿，因為排尿前的交感神經比較緊張，血壓可能會升高，畢竟**一點小事就會影響血壓**，譬如手臂抬高血壓會上升，手臂放下血壓也會下降。測量時請將手臂放在高度大致與心臟相同的檯子上，測量上手臂時，如果只是長袖睡衣，穿著也沒關係。腹部施加壓力血壓也會升高，因此請放鬆坐在有靠背的椅子上。

緩慢地深呼吸10次之後再按下按鍵，雖然建議取測量2次的平均值，但如果血壓穩定，只測1次也無所謂。

醫療機構頂多數週～1年才測1次，但在家裡就能每天測量。**透過定期的測量與紀錄，不只血壓，也能預防糖尿病與血脂異常等生活習慣病。**此外，早起立刻測量也能發現早晨高血壓，如果血壓在起床前後上升，會更容易發生心絞痛、心肌梗塞與腦梗塞，因此必須注意。

血壓很容易受影響，請在放鬆的情況下測量

【在家測量血壓的方式】

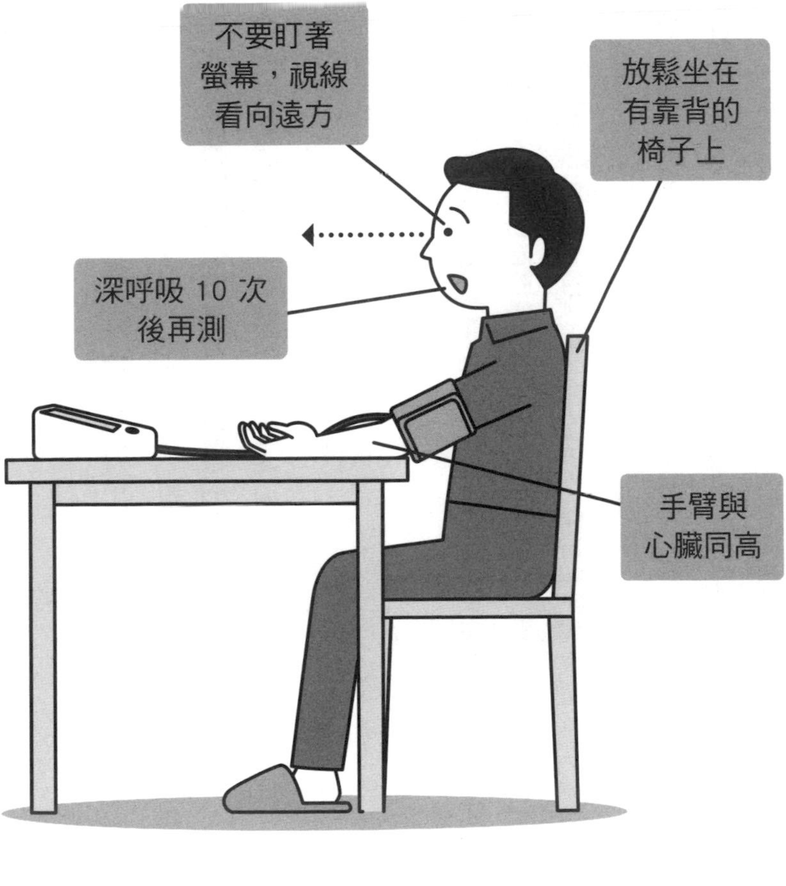
不要盯著螢幕，視線看向遠方
放鬆坐在有靠背的椅子上
深呼吸 10 次後再測
手臂與心臟同高

◉每天早上 1 次　　◉請先排尿

◉起床後 1 小時以內　　◉在用餐前．服藥前測量

高低壓差太多也很危險

大家提到血壓，都只在意高低數值，然而當血管硬化，動脈收縮變得困難時，最高血壓（收縮壓）會上升，最低血壓（舒張壓）會下降，兩者的差距將逐漸擴大。而**最高血壓與最低血壓的差距稱為「脈壓差」。脈壓差變大，代表從心臟送出血液的粗動脈、主動脈硬化正逐漸加劇。**

脈壓的計算方式為「最高血壓－最低血壓」，正常值不超過40～60。脈壓差雖然會隨著年齡而擴大，但如果數值達到60以上，引起心肌梗塞的可能性就會提高，因此必須注意。

至於高低壓的平均值則稱為「平均動脈壓」，如果從主動脈分支出來的細血管發生動脈硬化，平均血壓就會上升。平均動脈壓可以簡單地透過（收縮壓－舒張壓）÷3＋舒張壓來求得數值。正常值不超過90，如果超過就必須多加注意。

舉例來說，當收縮壓170，舒張壓80的時候，如果以為舒張壓正常就放下心來，那就大錯特錯。這個人的脈壓差為170－80＝90，平均動脈壓為（170－80）÷3＋80＝110，因此兩者都超過標準值。換句話說，無論是粗血管還是細血管，動脈硬化都已逐漸加劇。

動脈硬化的指標——脈壓差&平均動脈壓

【脈壓差 & 平均動脈壓的公式】

◉**脈壓＝收縮壓－舒張壓**

60 以上就必須注意！粗血管有動脈硬化的傾向

◉**平均動脈壓 ＝（ 收縮壓 － 舒張壓 ）÷ 3 ＋ 舒張壓**

90 以上就必須注意！細血管有動脈硬化的傾向

【成人的血壓值分類】

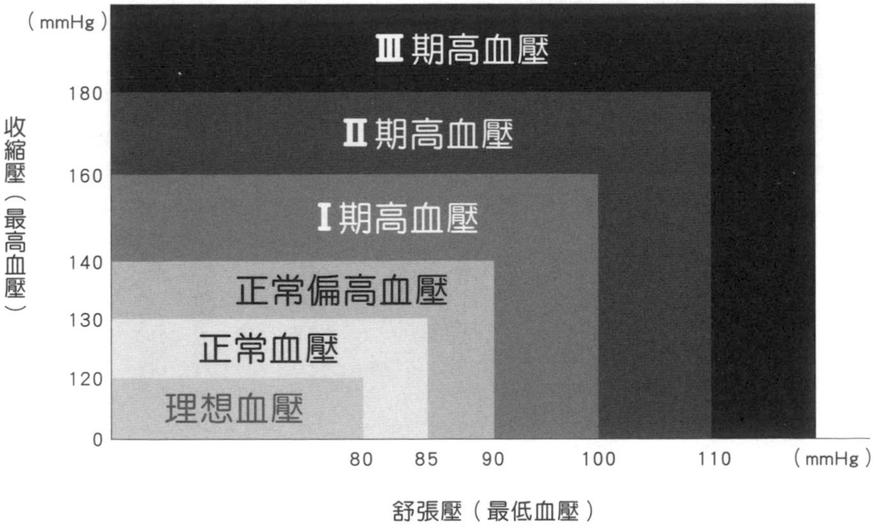

（出處）日本高血壓學會「高血壓治療指引 2014」

鹽分是血管的大敵，請控制鹽分

雖然食鹽對於維持生命不可或缺，但為了預防及改善高血壓，控制鹽分非常重要。**如果鹽分攝取過多，體內就會分泌升壓荷爾蒙，導致血壓上升，此外，血管內側也會變得像鞣革一樣硬，加速動脈硬化。**

攝取過多鹽分也會因為口渴而喝下大量的水，於是血液量也因此增加，將血液送出的血壓也會升高。

根據日本厚生勞動省的「國民健康・營養調查」（2018年），日本人1天的食鹽攝取量為男性11・0g，女性9・3g，而該省建議的目標值（日本人飲食攝取基準2020年版）則是男性少於7・5g，女性少於6・5g。至於日本高血壓學會給予高血壓患者的目標值，則是1天少於6g。

將原本1天攝取11g的食鹽減少至6g，必須減少將近一半，執行起來並不容易，因此首先**請以減少8成為目標**。譬如留下高鹽分的拉麵湯，吃鹽味仙貝的時候，先把表面的鹽拍落再吃等等，總之請把「只吃8成鹽」放在心上。

首先把「只吃 8 成鹽」當成目標

日本人 1 天的食鹽攝取量	1 天的食鹽攝取目標值
男性 11.0g	男性少於 7.5g
女性 9.3g	女性少於 6.5g
	高血壓患者少於 6g

【年齡別　食鹽攝取量】

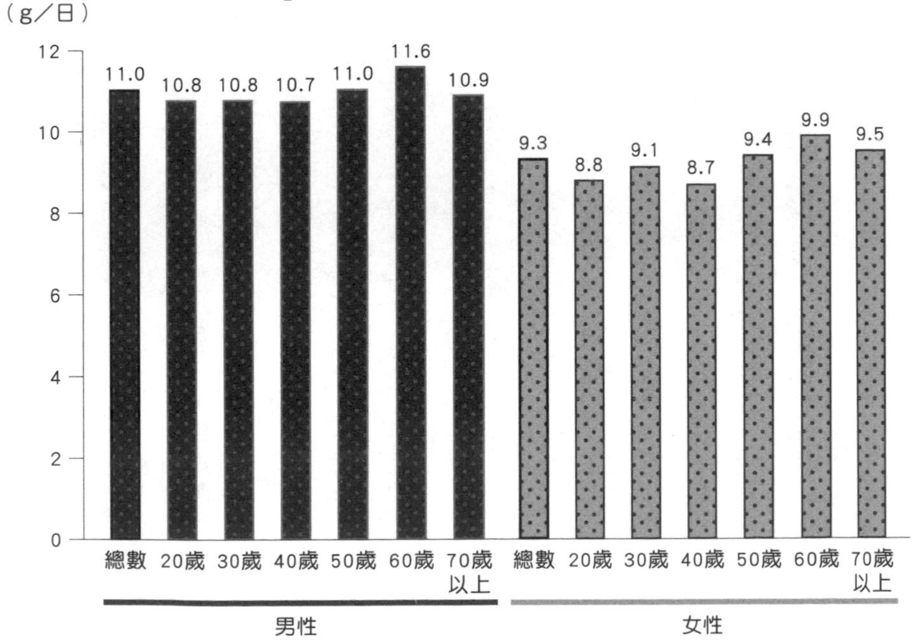

（出處）厚生勞働省「國民健康．營養調查」食鹽攝取量平均值（男女別．年齡層別，g ／天）2018 年

流汗之後不只補充水分，也要補充鹽分

脫水症狀是血管的大敵，水分不足會導致血液停滯，變得黏稠，**口渴時頻繁地補充水分非常重要**，為了預防脫水，可以在運動前先喝1杯水。

此外，**在炎熱的夏天因運動等揮灑大量汗水的時候，補充鹽分也很重要。**因為鹽分會與汗水一起流失，如果只補充水分，導致血液中的鹽分濃度降低，大腦也會產生體內水分不足的錯覺，出現想要喝水的現象，這時如果繼續運動，就會因為脫水而昏倒。

我以前上電視節目「全世界最讓人想上的課」時，曾聽長跑運動員增田明美說，她在檀香山馬拉松大賽中只喝水卻沒有補充鹽分，結果因此而昏倒的經驗。她在過去參加大賽時，教練都會準備含有鹽分的飲料，但那次她自己去，結果就只能喝水。

我常說**「口渴就喝水，流汗就補鹽」**，流汗的時候，請不要忘記透過運動飲料或鹽錠補充鹽分。也有人因為罹患高血壓，正在限制鹽分攝取量，結果在大熱天的高爾夫球場上只喝水，最後因為中暑而昏倒過世。減鹽固然重要，但必須注意不能連必要的鹽分也限制。

大熱天運動只喝水很危險！

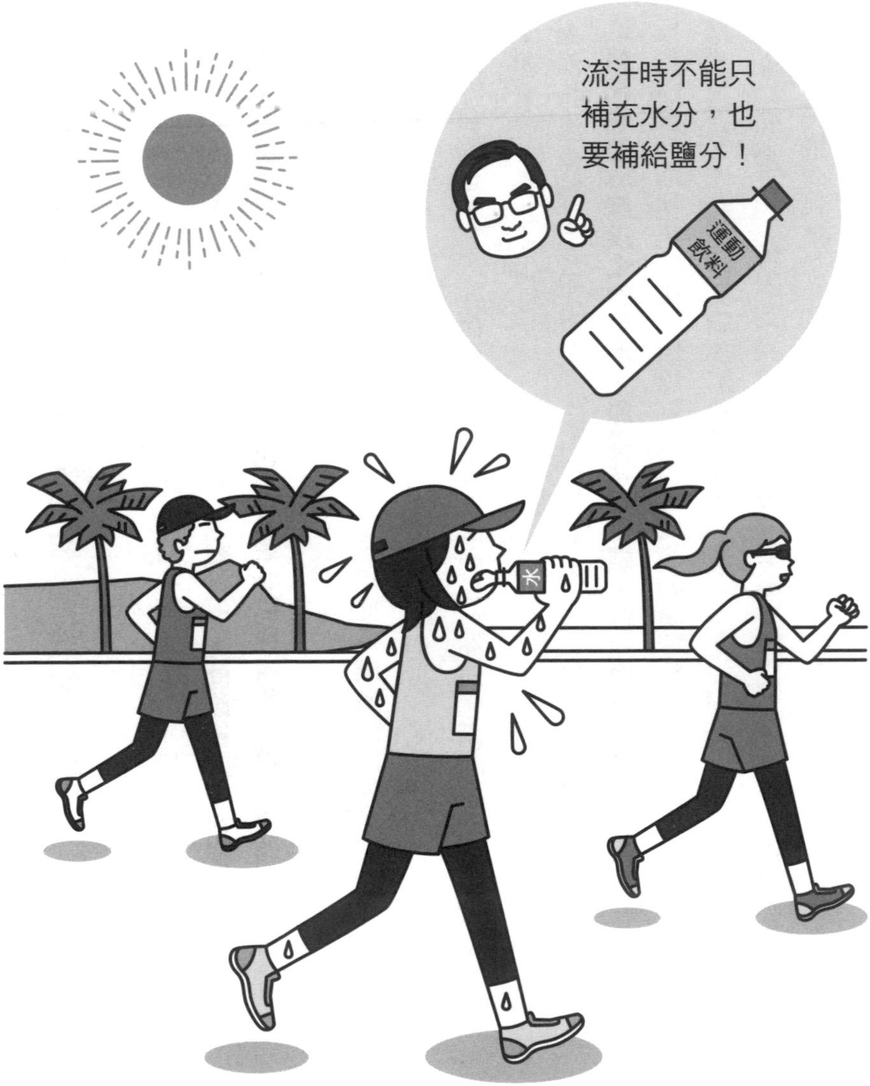
流汗時不能只
補充水分，也
要補給鹽分！
運動飲料
水

泡澡水太熱或泡太久 也是血管事故的原因

根據日本消費者廳的調查，據說每年約有1萬9千人死於泡澡時的意外事故，而且9成以上是65歲以上的高齡者。**尤其在冬天的時候，因為更衣處與浴缸內的劇烈溫差，導致血壓急遽變化，引發心肌梗塞等血管事故而猝死的「熱休克」更是必須注意。**

血管在入浴時擴張，因此如果突然站起來，血液就會一口氣流往腿部，也有人因為頭部血液不足而發生暈眩，結果撞到頭而過世。尤其飲酒後心跳加速，心臟的負擔也變重，在溫泉區等地方，喝酒後泡澡而昏倒的意外也愈來愈多，因此必須小心。

泡澡的溫度設定在微溫的38～41度較適當，能夠讓自己放鬆的溫度最好，但**如果浸泡43度以上的熱水，血管就會收縮，導致血壓一口氣升高。**此外血小板也會因此活性化，使得血栓更容易形成，如果連脖子也浸泡下去，會對心臟造成負擔，因此請泡到胸部附近就好。

泡澡時間過長，會因為大量流汗導致血液變得黏稠，容易引起脫水症狀。泡澡時間請控制在5～15分鐘，並於泡澡前、後各喝1杯水。

不會對血管與心臟造成負擔的**泡澡方法**

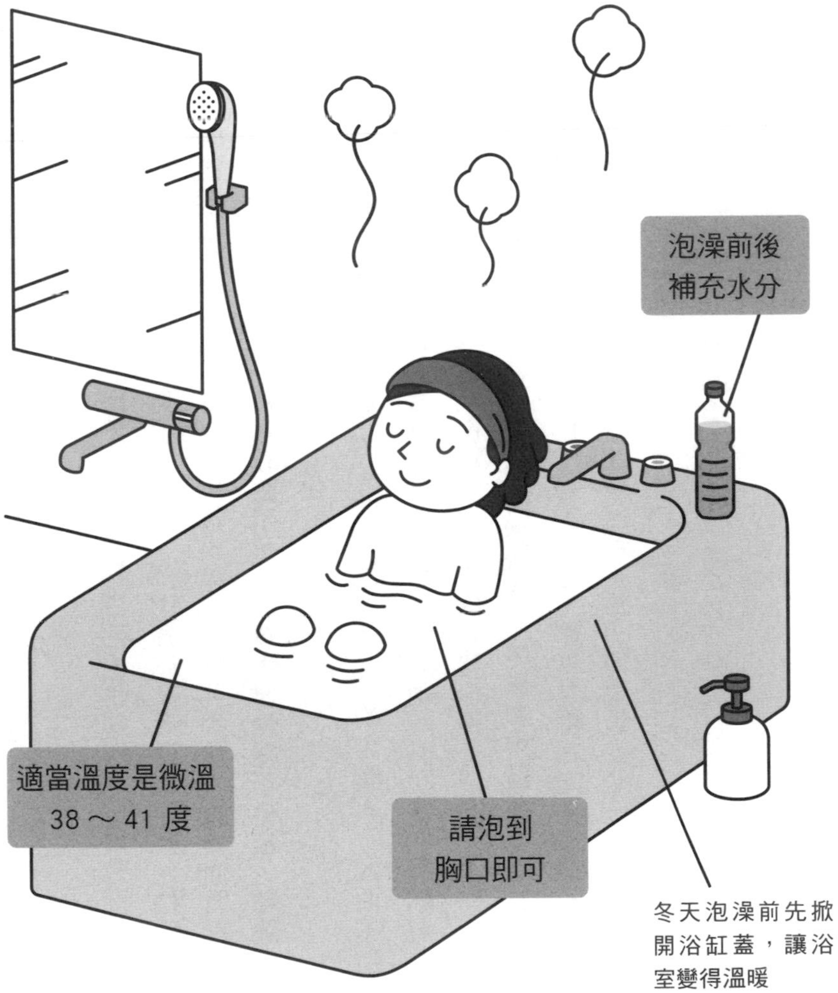
泡澡前後
補充水分
適當溫度是微溫
38 ～ 41 度
請泡到
胸口即可
冬天泡澡前先掀
開浴缸蓋，讓浴
室變得溫暖

◉不能泡太久！ 5～15 分鐘最適當

◉禁止在喝酒後泡澡！

睡眠品質比睡眠時間更重要

人類的身體在白天活動的時候，因為交感神經活躍運作，體溫升高，血壓與心跳數也跟著上升。至於在睡眠的時候，則因為副交感神經運作，血管擴張，血液循環變好，於是血壓下降，心跳數也跟著下降，因此心臟與血管都獲得休息，帶來身心的放鬆。**如果持續睡眠不足，血壓也會變得不穩定，導致心臟與血管無法獲得休養，招致血管的老化。**

我所在的機構，也因為研發疫苗等而招募接受試驗的志願者，我要求他們避免去人多的地方聚餐，以及確保充分的睡眠。只要睡眠充足就能提高免疫力，也比較不容易感染新冠病毒，即使感染了也能較快痊癒。

想要獲得高品質的睡眠，在固定的時間就寢、起床非常重要，至於睡眠時間則因人而異。我的父親也是醫生，每天只睡4小時，但是這4小時睡得很熟，就算打他也叫不醒。至於母親則比較淺眠，每天需要睡9個小時，但白天能夠很有精神地工作，最後父親持續執業到87歲，母親也活到94歲，2人都安享天年。換句話說，睡眠重要的不是時間，而是品質！只要能夠獲得充分休養，隔天能精神飽滿地專注於工作與家事即可。

高品質的**睡眠**能夠預防老化

【睡眠對於血管健康也有幫助】

1 血管擴張，**血液循環**變好

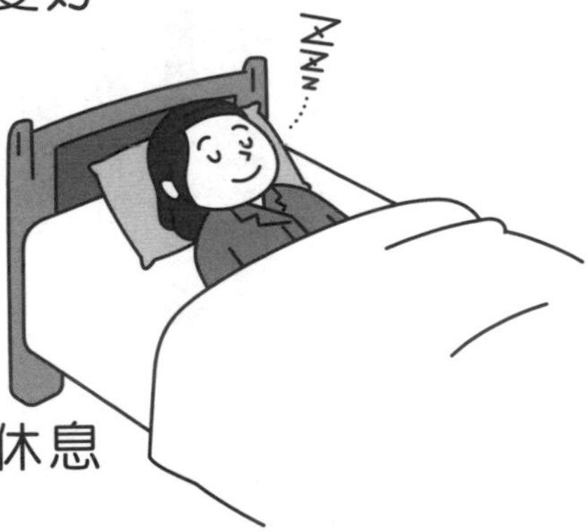

2 **血壓**下降，較為穩定

3 **心跳數**下降，讓心臟休息

4 提高**免疫力**，較容易預防、改善傳染病

5 副交感神經活躍，**放鬆**身心

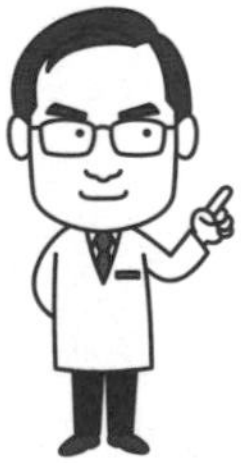

每天相同的時間就寢、起床，就能調整生理時鐘，使白天有精神地活動，晚上睡得更熟。最晚也請在午夜12 點之前上床休息。

適度飲酒能夠軟化血管

不需要為了血管問題而戒酒，**據說適量飲酒反而能夠增加好膽固醇，促進血液循環，幫助血管軟化。**此外，晚上小酌一杯，能夠消除平日的壓力，讓自己放鬆，也能有效地使血管回春。

尤其紅酒所含的多酚，具有抗氧化作用，預防動脈硬化的效果值得期待。據說法國人較少發生心肌梗塞，也是因為常喝紅酒的關係，此外，日本酒與啤酒也具有讓血液更加清澈的效果。

不過，如果喝到爛醉，反而會導致血壓上升，血液黏稠，因此請務必遵守適當的飲酒量，啤酒差不多1瓶、日本酒約1杯、紅酒約高腳杯2杯。

至於下酒菜通常都是重口味的小菜，或是炸物等高熱量食品，**請盡量選擇清淡的菜色少量攝取，避免吃進太多的鹽分與熱量。**

不過，如果在健康檢查時發現肝功能數值γ-GTP、ALT、AST等超過標準值，就必須多加注意，必須根據數值採取減少飲酒量，甚至採取禁酒的對策。

怎麼樣的飲酒量才算適當呢？

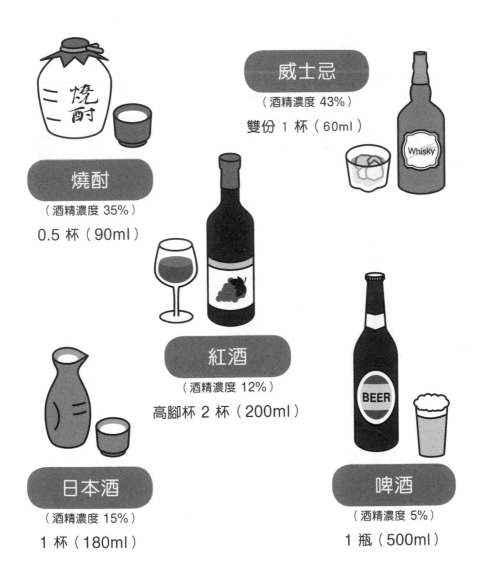

燒酎

（酒精濃度 35%）

0.5 杯（90ml）

威士忌

（酒精濃度 43%）

雙份 1 杯（60ml）

紅酒

（酒精濃度 12%）

高腳杯 2 杯（200ml）

日本酒

（酒精濃度 15%）

1 杯（180ml）

啤酒

（酒精濃度 5%）

1 瓶（500ml）

A型人格容易導致猝死

大家知道容易引起狹心症與心肌梗塞等心臟疾病的**「A型人格」**嗎？這裡的A型不是指血型，而是一種在1959年、由美國的福里曼等人提出的行為模式。這種類型的人**有著急躁、沒有耐心、認真、責任感強烈、不服輸而且追求完美的人格特質。**

反之，不管做什麼事都不拘小節，悠哉且我行我素的人則稱為B型人格。據說A型人格罹患心臟疾病的機率是B型人格的2倍，各位讀者可透過左頁的測量表格，確認自己是否屬於A型人格。

A型人格稍微一點小事就容易覺得有壓力，而且不知道該如何紓解，因此容易累積壓力而導致血壓上升、血管受損，甚至發生造成猝死的血管事故。

認真且熱衷於工作的日本人，很多都屬於A型人格，這類人乍看之下似乎很成功，但如果因為壓力而失去健康，那就得不償失了。**不接受不合理的工作、不要努力到超過極限，注意任何事情都「適可而止」**，在壓力累積之前稍微暫停工作或家事，花點心思讓身心都放鬆下來吧！

急躁、沒有耐心、完美主義者必須注意！

有猝死的危險？！

【A型人格量表】

	是	偶爾	否
每天都過著忙碌的生活	2	1	0
總是被時間追著跑	2	1	0
不管什麼事情都容易投入其中	2	1	0
一旦投入就很難轉換情緒	2	1	0
不管什麼事情，如果不做得徹底就不甘心	2	1	0
對於自己的工作與行動有自信	2	1	0
容易緊張	2	1	0
焦躁易怒	2	1	0
一絲不苟	2	1	0
不服輸	2	1	0
脾氣暴躁	2	1	0
競爭心強烈	2	1	0

↓

請把所有項目的分數加起來，

如果超過17分就屬於A型人格。

哭或笑也能放鬆血管

人在生氣、緊張的時候，交感神經會變得比較活躍，血壓與心跳數也會升高，血管也跟著收縮，容易形成血栓。**總是焦慮易怒的人，也容易因為心肌梗塞而猝死。**

反之，笑能夠使血管變得年輕。笑的時候，副交感神經活化，血管張開，血壓也下降，同時還會分泌β腦內啡這種腦內荷爾蒙，讓心情爽快，放鬆緊張的身心。笑也能夠抑制壓力荷爾蒙的分泌，具有降低血糖值的效果，據說還能提升免疫力，讓人不容易生病。

哭對於血管的健康也很重要，如果忍住想哭的感覺，交感神經會因為壓力而緊繃，導致血管收縮。此外，淚水中含有從腦內分泌的泌乳激素、皮質醇、ＡＣＴＨ等壓力物質。流淚的時候這些物質也會跟著一起排出，身心都能因而放鬆。此外，哭能使副交感神經活化、血管擴張、血壓下降，也具有使血管回春的效果。

因此，**開心的時候就盡情大笑，難過的時候就縱情大哭**，這麼一來就能順利釋放壓力，也能讓血管放鬆。

笑與淚都是讓血管回春的良藥

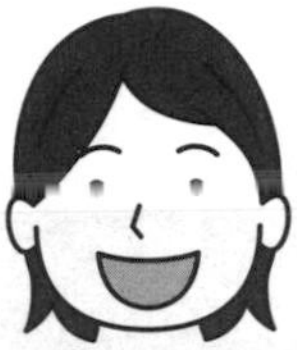

笑的效果

1. 活化副交感神經，擴張血管。
2. 降低血壓，減輕血管與心臟的負擔。
3. 抑制壓力荷爾蒙，降低血糖值。
4. 提高免疫力，防止疾病發作。

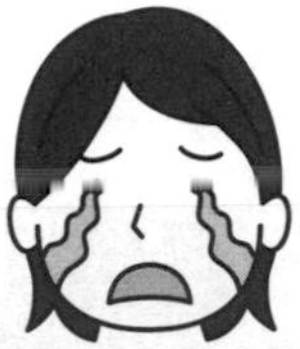

淚的效果

1. 壓力物質能夠與淚水一起排出。
2. 放鬆身心。
3. 活化副交感神經，擴張血管。
4. 降低血壓，減輕血管與心臟的負擔。

血管變年輕

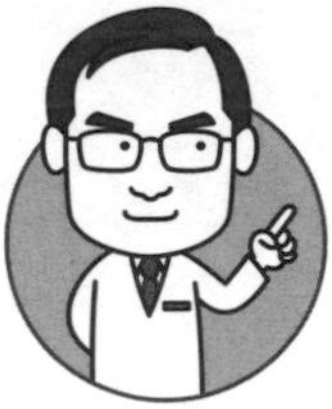

血管年齡回春的
飲食習慣 4 大守則

1

以蔬菜為主，蔬菜優先

高澤式健康法的基礎是用餐的時候「先吃充分的蔬菜，而且要吃到幾乎太多的地步」。這麼一來不僅容易獲得飽足感，也能抑制脂肪吸收，防止飯後高血糖等，具有許多好處。

2

只吃八分飽

吃太多與太胖，是造成壞膽固醇值過高的血脂異常的主因。麻煩的熱量計算難以持續，因此只要注意，將整體的餐點量大致減少至 8 成即可。

3

只用八分鹽

高血壓的主因之一是鹽分攝取過量。突然減少很困難，因此請發揮巧思，譬如用醋取代醬油、使用高湯與香草調味等，首先請以將鹽分減少至 8 成為目標。

4

1 天 1 餐日式飲食

從以動物性脂肪多的肉類料理為主的餐點，轉換成以魚與蔬菜為主的低卡日式餐點，首先請從 1 天 1 餐開始，只要將炸雞與拉麵換成烤魚定食，就能預防動脈硬化。

第 4 章

靠著飲食與運動，從體內打造年輕的血管

吃太多是高膽固醇的原因

如同第1章提到的，血液中LDL膽固醇值過高會在血管壁形成血栓，導致動脈硬化，造成猝死，那麼，該怎麼做才能減少膽固醇呢？

膽固醇原本是生成細胞膜、神經組織、荷爾蒙等不可或缺的物質，就連LDL膽固醇也一樣，雖然因為增加過多會帶來壞處而被稱為「壞膽固醇」，但對於人體而言依然不可或缺。

儘管市面上有標榜零膽固醇之類的食品，但不代表只要吃了這些就能減少壞膽固醇增加，此外，**有些人誤以為血液中的膽固醇值升高，是因為吃了含有大量膽固醇的食物，但這也是誤會**。食物中的膽固醇只有20%會進入血液，其餘的80%則是在肝臟製造。

那麼，肝臟製造膽固醇的原料是什麼呢？碳水化合物、蛋白質、脂肪等全部都是原料。換句話說，**壞膽固醇增加是因為攝取的總熱量過高，也就是吃太多**，只控制食物的膽固醇，不減少攝取的總熱量也沒有意義。

壞膽固醇增加
不是因為攝取過多**膽固醇**

【壞膽固醇形成的機制】

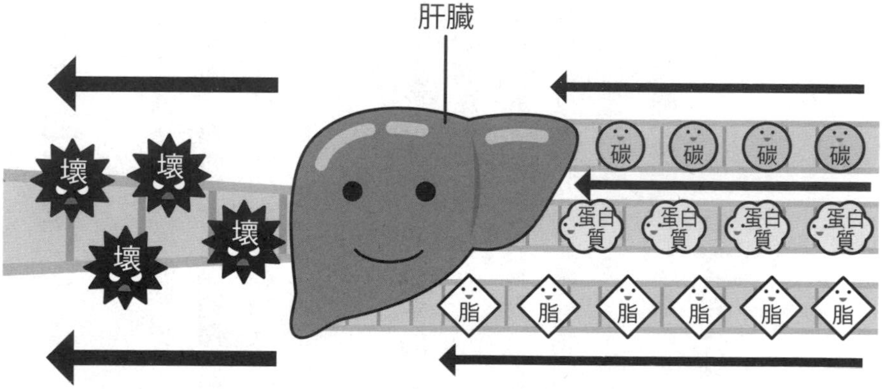

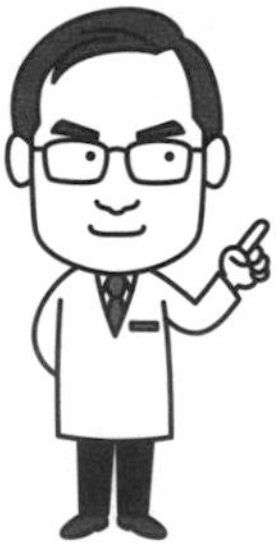

80% 的膽固醇以碳水化合物、蛋白質、脂肪等為原料在肝臟製造。換句話說，壞膽固醇增加過多、是總熱量攝取過高的結果，因此只控制含膽固醇的食品攝取量也沒有意義。

八分飽能夠預防血脂異常

有些血脂異常的人身材苗條，皮下脂肪也少，幾乎不吃油膩的食物，但壞膽固醇的數值卻異常地高，**他們屬於因為遺傳而製造出大量膽固醇的「家族性高膽固醇血症」**。這些人從年輕的時候動脈硬化就已經相當嚴重，血管變窄堵塞，將來也可能引發心肌梗塞或腦梗塞，因此請務必諮詢醫師，也可能需要使用藥物治療。

不過在現代的日本，**多數壞膽固醇變多的人仍是因為吃太多或體重過重**，改變生活習慣，減少餐點的份量與總熱量相當重要。絕對不能吃太飽，請以吃八分飽為目標，吃得快的人不容易覺得飽，因此吃飯時請細嚼慢嚥。

請依照左頁公式計算，呈現肥胖度的體格指數ＢＭＩ，理想值是最不容易生病的22，超過25就屬於肥胖。舉例來說，身高１７０公分，體重75公斤的人，ＢＭＩ約25．95，因此屬於輕度肥胖，最近也重視體脂肪率，尤其**內臟脂肪肥胖**也有罹患生活習慣病的風險。**請每天在一定的條件下測量體重，避免體重增加非常重要。**

肥胖度指數BMI以25以下為目標

【BMI的計算公式】

BMI＝體重（kg）÷身高（m）÷身高（m）

未滿18.5	體重過輕
18.5～未滿 25	正常範圍
25～未滿 30	體重過重
30～未滿 35	輕度肥胖
35～未滿 40	中度肥胖
40 以上	重度肥胖

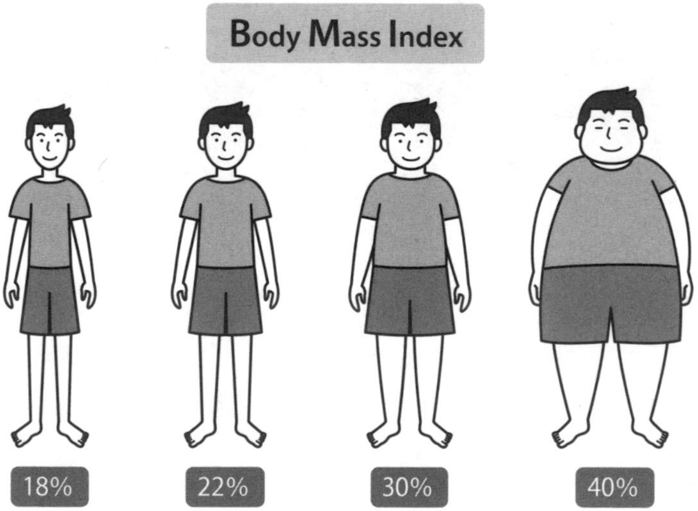

飲食基本上以蔬菜為主，蔬菜優先

我在東京醫大醫院的健診中心擔任負責人時，曾有在健康檢查中驗出膽固醇值過高的患者來問我該吃些什麼才好，而我經常建議他們過著**「以蔬菜為主，蔬菜優先」**的飲食生活。多數人只要確實執行，就能在隔年的健檢數值展現成果，而且這個方法不需要飲食療法的複雜計算，負責準備餐點的太太們也很輕鬆開心。

大家都知道蔬菜有益健康，但總覺得只吃蔬菜不夠營養。為了防止血管老化，我強烈建議**「用餐的時候先吃充分的蔬菜，而且要吃到覺得幾乎太多的地步」**。

那麼1天該吃多少蔬菜才好呢？根據厚生勞働省提出的健康生活指標「健康日本21」建議，**1天的目標是攝取350g以上的蔬菜**。但據統計實際的蔬菜攝取量，成年男性約290g，女性約270g，絕大多數人都沒有達到目標值。

1天350g大約是2碗的份量，超市與便利商店最近也開始販賣350g包裝的蔬菜，可以去尋找看看。

1 天到底該吃多少蔬菜呢？

【1 天必須攝取 350g 蔬菜的參考量】

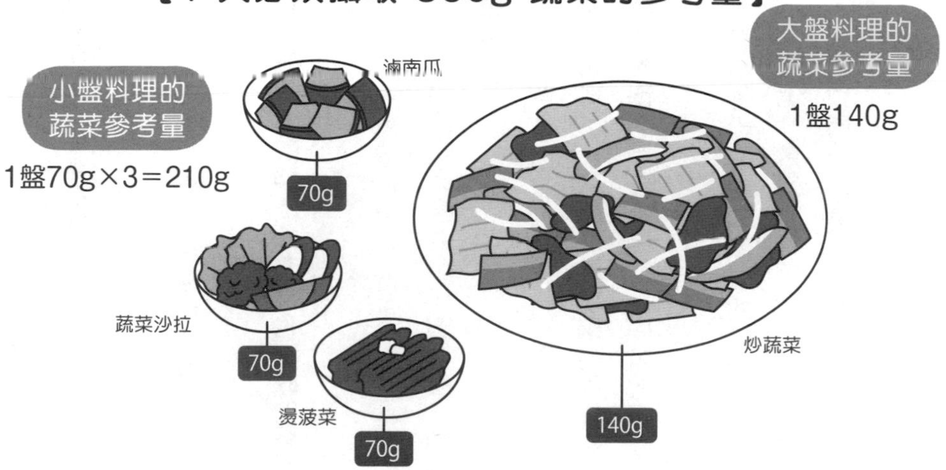

【成人蔬菜類攝取量的現狀】

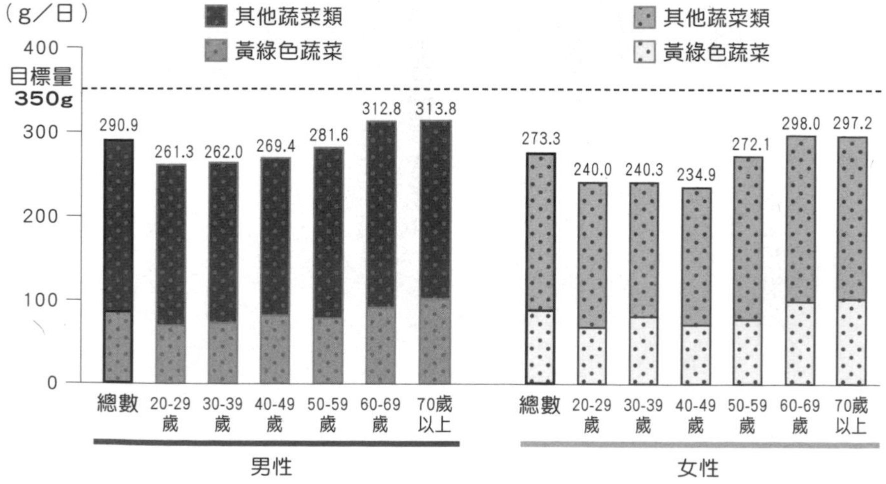

（出處）根據厚生勞動省「國民健康・營養調查」（2018 年）製作

先吃蔬菜有益血管

為什麼「先吃大量蔬菜」比較好呢？舉例來說，如果先吃主餐的牛排再吃沙拉，舌頭已經習慣較重的口味，因此就會淋上大量醬料。但**如果在空腹的時候先吃蔬菜，即使調味清淡也能吃得美味**，這麼一來就能減少醬料的鹽分，預防高血壓。

蔬菜雖然熱量低但「份量」大，因此如果先吃大量蔬菜就能填飽肚子，接下來就不需要吃太多的牛排與白飯。**只吃八分飽的原則很容易實踐外，也能預防肥胖。**

再者，蔬菜所含的食物纖維，也具有抑制吸收多餘脂質的效果。食物纖維先進入腸道中，**之後才吃進來的牛排肉汁與脂質等，就會被食物纖維包覆，變成糞便排出**，不會被腸的黏膜吸收，這麼一來就能防止血管大敵——壞膽固醇累積。

食物纖維也能緩和醣質的吸收，具有避免飯後血糖值急遽上升的作用。血糖值急遽上升會分泌大量胰島素，對血管與胰臟造成傷害，**先吃蔬菜控制血糖值，也能預防糖尿病與其併發症。**

血管回春的通關密語「**先・吃・菜**」

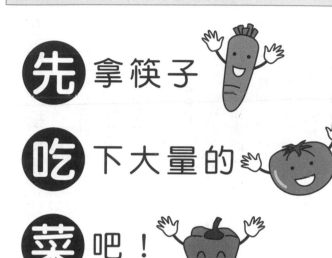

先拿筷子

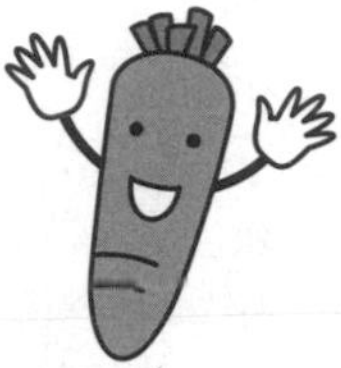

吃下大量的

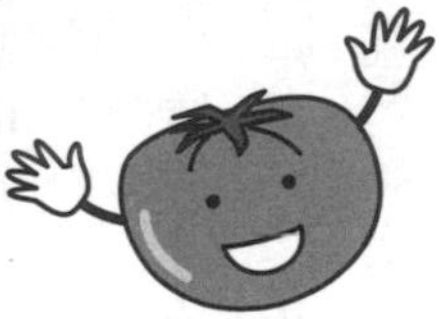

菜吧！

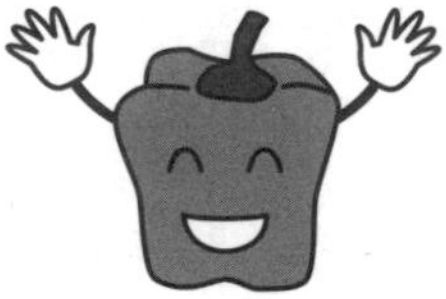

【蔬菜為主・蔬菜優先的好處】

◉調味清淡也很滿足，能夠抑制**鹽分攝取**

◉容易獲得**飽足感**，避免吃太多，防止肥胖

◉食物纖維能夠抑制**脂質的吸收**

◉防止**飯後高血糖**，預防糖尿病

◉鉀能夠**排出鹽分**，預防高血壓

◉植化素具有**抗氧化作用**

6色蔬菜攝取植化素

如果想要預防血脂異常造成的動脈硬化，那麼防止壞膽固醇氧化非常重要。番茄的紅與花椰菜的綠等**蔬菜的色素成分，含有豐富的抗氧化物質，能夠預防壞膽固醇氧化。**

蔬菜的色素、香味、辣味、苦味等所含的機能性成分稱為**「植化素（phytochemicals）」**，「phyto」是植物的希臘語，「chemical」就是化學成分的意思。植化素也具有穩定血壓、改善血流等許多對血管有益的效果。

抗氧化作用高的代表性植化素，包括藍莓與葡萄等富含的花青素（一種多酚）、紅蘿蔔與南瓜等富含的β胡蘿蔔素、番茄與西瓜等富含的茄紅素等。

據說植化素的種類高達數萬種之多，我們不可能全部記住，但為了保持血管健康，不能每天只吃相同的東西，**讓紅、黃、綠、紫、白、黑這6色蔬果，色彩繽紛地在餐桌上登場，就非常重要。**

除了蔬菜之外，許多飲料中也含有植化素，大家都知道紅酒含有豐富的多酚，其實咖啡裡也有，具有預防血栓的效果，除此之外，綠茶也含有兒茶素與單寧等各種各樣的多酚。

植化素擁有保護血管的抗氧化能力

【富含植化素的蔬菜與水果】

多酚

●花青素
藍莓、茄子、紅紫蘇、紫地瓜

●橙皮苷
蜜柑、八朔橘

●槲皮素
洋蔥、柑橘類

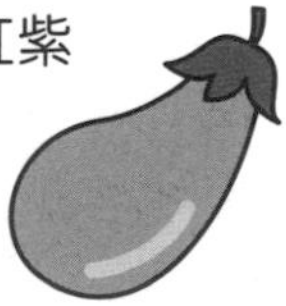

類胡蘿蔔素

●β 胡蘿蔔素
紅蘿蔔、南瓜

●茄紅素
番茄、西瓜、葡萄柚

●葉黃素
玉米、菠菜、羽衣甘藍

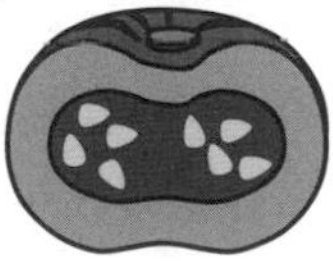

硫化物

●蘿蔔硫素
花椰菜、高麗菜

●SMCS
大蒜、洋蔥

皂素

●皂素
大豆、高麗人参

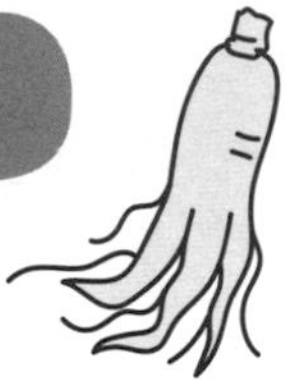

萜烯

●百里酚
百里香、奧勒岡葉

靠著青背魚的EPA、DHA讓血管回春

沙丁魚與秋刀魚等青背魚，含有大量不飽和脂肪酸、EPA與DHA，這些營養素被認為具有防止動脈硬化，讓血管變年輕的效果，因此相當受到矚目。

EPA能抑制讓血小板凝結的物質「血栓素」生成，防止形成血栓，也能修復受傷的血管，讓血管恢復柔韌狀態；DHA是幫助腦神經細胞發育、維持其功能穩定的營養素，也具有促進多餘的膽固醇與中性脂肪代謝的作用。

但魚烤過之後，EPA與DHA將隨著脂肪流失，因此建議吃生魚片，或是採用蒸、煮等調理法。此外，EPA與DHA容易氧化，因此建議趁新鮮食用，不要在冰箱裡冰太久。

從紫蘇萃取的「紫蘇油」比青背魚更能有效率地攝取必需脂肪酸，因此在最近也受到矚目。這種油所含的α-亞麻酸在進入體內之後，就會轉換成EPA與DHA。

根據厚生勞働省的「日本人飲食攝取基準（2020年版）」，18～49歲的成人，包含DHA、DPA、α-亞麻酸等在內的n-3必需脂肪酸，1日建議攝取量為男性2．0g，女性1．6g。因此，請積極地攝取青背魚與紫蘇油，讓血管變年輕吧！

攝取 1 日約 2g 的必需脂肪酸

【n-3 脂肪酸的餐點攝取標準（g／天）】

年齡	男性	女性
18～29 歲	2.0	1.6
30～49 歲	2.0	1.6
50～64 歲	2.2	1.9
65～74 歲	2.2	2.0
75 歲以上	2.1	1.8

（出處）根據厚生勞働省「日本人飲食攝取基準（2020 年版）」製作

1 天 2g 的必需脂肪酸大約是多少？

秋刀魚 1 隻

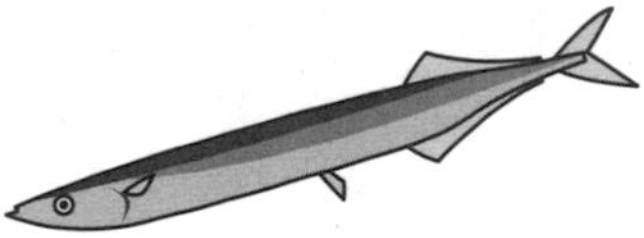

竹筴魚乾 2 隻

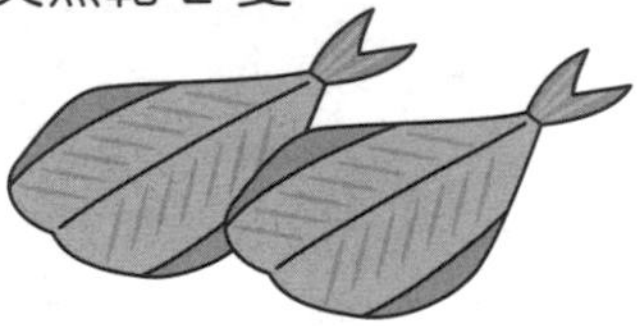

沙丁魚生魚片 8 片

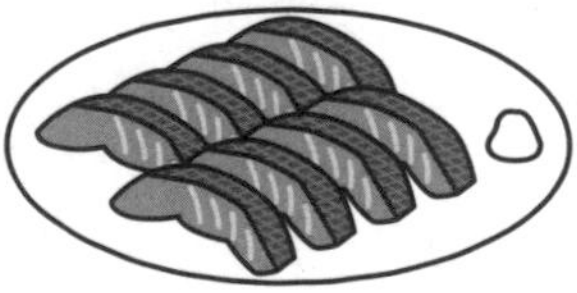

紫蘇油 1 小匙（4g）

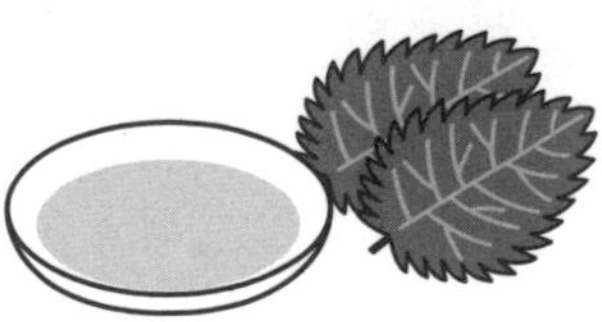

大豆蛋白質擊退膽固醇

大豆被譽為「田裡的肉」，是良好的蛋白質來源。大豆蛋白所含的胜肽能夠與膽汁酸結合，包覆壞膽固醇變成糞便排出，這個作用在**血液中的壞膽固醇增多時特別強烈，能夠使膽固醇值保持正常。**

大豆蛋白質能夠防止壞膽固醇氧化，預防在血管壁形成斑塊，也能防止好膽固醇氧化，具有幫助其回收多餘膽固醇的作用。此外還能將造成高血壓的鹽分（鈉）排出，妨礙導致血壓上升的酵素運作，使血壓保持穩定等，對於血管健康有各種效果。

日本有味噌、豆腐、豆渣等各種大豆產品，請透過日式飲食攝取大量大豆吧！其中最值得注意的是納豆，**納豆所含的「納豆激酶」具有溶解血栓的效果，能夠預防心肌梗塞與血管事故。**

不過，如果有在服用防止血液凝固的抗凝血劑「華法林（warfarin）」就必須特別注意，納豆菌會在大腸內產生維生素K，活化使血液凝固的凝固因子，因此服用這類藥物的人請勿食用納豆。

每天攝取田裡的肉──**大豆**

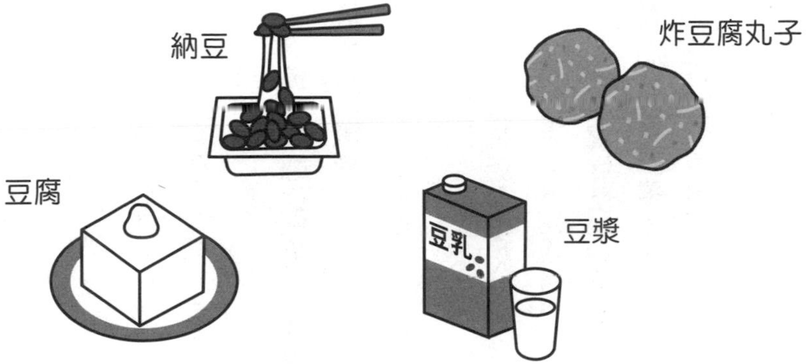

【含有大量大豆蛋白質的食品】

板豆腐	7.0g
嫩豆腐	5.3g
凍豆腐（乾）	50.5g
納豆	16.5g
豆渣（生）	6.1g
豆漿	3.6g
豆皮（生）	21.8g
炸豆皮（生）	23.4g
炸豆腐丸子	15.3g
油豆腐	10.7g

（出處）八訂 食品成分表 2021　　（每 100g 可攝取含量）

避免劇烈運動，帶著笑容做有氧運動

想要讓血管回春，活動身體、促進血液循環非常重要。常有患者問我該從事什麼樣的運動才好，而我認為，只要能讓當事人覺得舒服，什麼運動都可以。不過，運動不是為了參加比賽，對心臟造成負擔的高強度運動，會帶來反效果，導致體內產生活性氧，使壞膽固醇氧化，加速動脈硬化。

運動分成憋住呼吸，使出爆發力的「無氧運動」，以及在充分呼吸下進行的「有氧運動」。無氧運動的代表是使用槓鈴，導致呼吸困難的肌力訓練，至於有氧運動，則是能夠在微笑的狀態下進行的健走與慢跑等，後者對血管較有益處。

從事有氧運動能夠活化分解中性脂肪的酵素，增加好膽固醇，減少壞膽固醇，胰島素的效用也會更好，具有降低血糖值的效果。

此外，**緩激肽這種酵素也會因為有氧運動而發揮作用，刺激血管的一氧化氮，使血管擴張**，血液循環將因此而改善，血壓也跟著下降等，好處多多。

接下來將介紹幾個能夠輕鬆持續的有氧運動，請務必將其養成日常習慣。

「保持微笑」比「呼吸困難」的運動更好

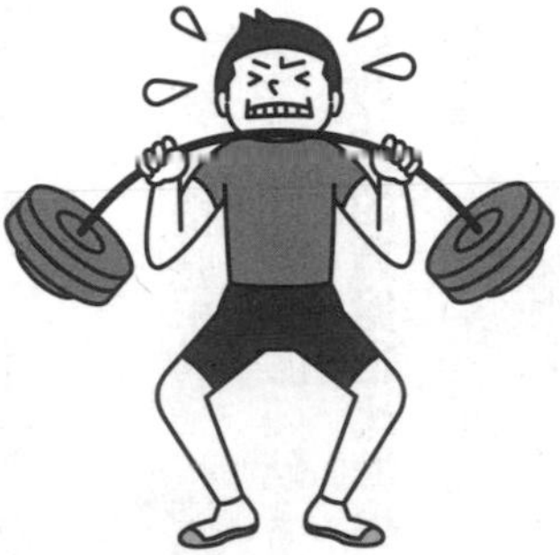

無氧運動

短跑、肌力訓練、舉重等
必須憋氣進行

↓

導致血管老化

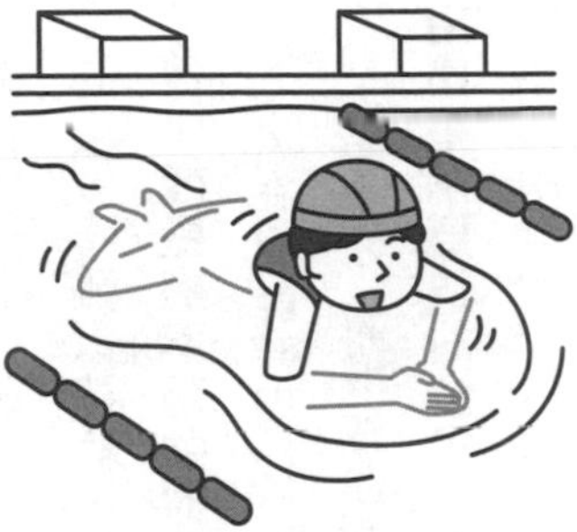

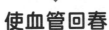

有氧運動

健走、慢跑、游泳等
邊呼吸邊進行

↓

使血管回春

【有氧運動的效果】

◉增加**好膽固醇**，減少**壞膽固醇**
◉分解中性脂肪，改善**肥胖**
◉提高胰島素的作用，降低**血糖值**
◉分泌緩激肽擴張血管，降低**血壓**
◉促進全身**血液循環**

每週2天、1天健走20分鐘

我總是推薦患者「每週2天、1天健走20分鐘」。如果只是健走，就不需要穿著特別的衣服與鞋子，隨時都能開始，而且**健走帶給心臟的負擔比慢跑輕，對膝蓋的負擔也比較小，因此是對身體很好的有氧運動。**

健走只需要配合生活型態，選擇不勉強自己的時段即可，但如果真要推薦，我認為傍晚比早上更好。因為早上起床，剛從副交感神經切換成交感神經時，容易發生心肌梗塞等血管事故，反之傍晚血壓適度上升，因此不會對心臟造成負擔。

如果有餘裕，當然可以延長時間，或是增加次數。但一開始就把難度拉得太高的話，將難以持續，因此請從不勉強自己的程度開始吧。**下雨天、身體狀況不佳、或是提不起勁的日子也可以休息。**

倘若太在意計時器或計步器，覺得必須走20分鐘、為了達到目標必須再走2000步等，將導致血管因為壓力而收縮，因此請邊哼著歌邊愉快地行走吧！**用比平常更快的步伐，同時也加大步幅，大幅度擺動雙手效果會更好。**為了讓雙手自由擺動，可以把水壺與毛巾等物品放進背包裡，最重要的是輕鬆與持續！

用比平常更大的步幅、更快的步伐行走

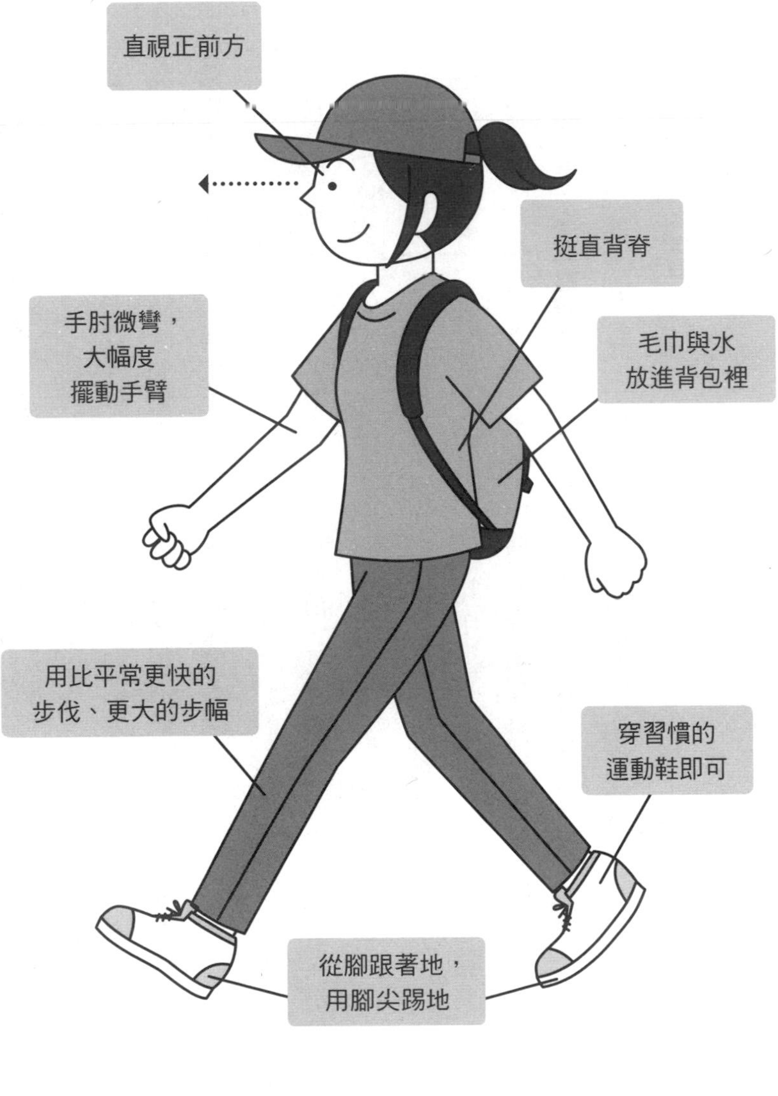
直視正前方
挺直背脊
手肘微彎，
大幅度
擺動手臂
毛巾與水
放進背包裡
用比平常更快的
步伐、更大的步幅
穿習慣的
運動鞋即可
從腳跟著地，
用腳尖踢地

活動小腿，小腿是人的第二心臟

心臟雖然如幫浦般將血液送往全身，卻沒有將血液抽上來的功能，因此距離心臟最遠的腿部，血液循環難免會惡化。**而被稱為「第二心臟」的小腿肌肉，就負擔起幫浦的作用，對抗重力，使腿部血液流回心臟。**

小腿肌肉因運動而收縮，就會壓迫周圍血管，並將靜脈血液往上擠，**這個動作稱為「擠乳作用」**，之所以會有這樣的名稱，是因為與擠壓牛的乳房，將乳汁擠出的動作類似。腿部靜脈有八字形的瓣膜，當血液從腿部流往心臟，也就是由下往上流的時候，這個瓣膜就會蓋起來，防止血液逆流。

從腿部流回心臟的血液循環，如果因為擠乳作用而變得順暢，全身的血液循環就會變好，血壓也會下降。**反之，如果不使用小腿肌肉，血液流回心臟的力道就會變弱，導致血液循環不良，是造成腿部冰冷與浮腫的原因。**

健走與慢跑也能活動小腿（擠乳作用），但最簡單、隨時隨地都能進行的動作就是「踮腳尖」。接下來將介紹幾組運動，請務必從今天就開始試試看吧。

擠乳作用使血液從腿部流回心臟

【擠乳作用（肌肉幫浦作用）的機制】

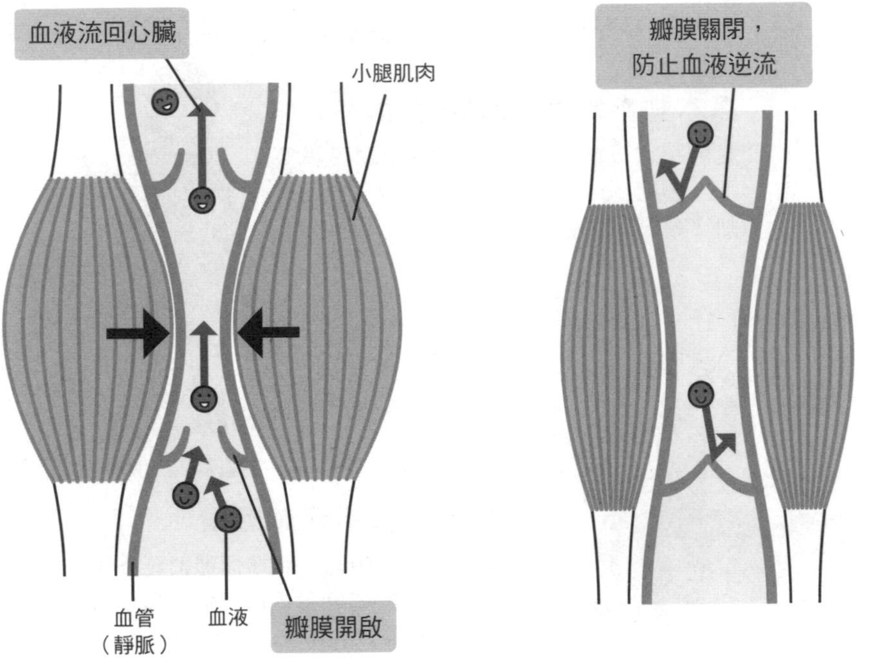

小腿肌肉收縮

血管被壓縮，如幫浦一般將累積在腿部的血液往心臟擠壓。

小腿肌肉鬆弛

八字形的瓣膜關閉，防止由下往上流向心臟的血液逆流。

刺激小腿，
促進血液循環！

隨時隨地都能促進
「擠乳作用」

透過小腿的肌肉幫浦，幫助下半身的靜脈血液流回心臟的「擠乳作用」，能夠有效幫助血管回春。不需要特別的運動，只需要在做家事或通勤途中，上下活動腳跟或是走路就 OK ！讓我們隨時隨地，透過擠乳作用促進全身的血液循環吧！

基本動作是上下活動腳跟

雙腳稍微分開，同時提高雙腳腳跟再放下。 1 組 10 次，請 1 天做 2 組，想要增加次數當然也沒問題。

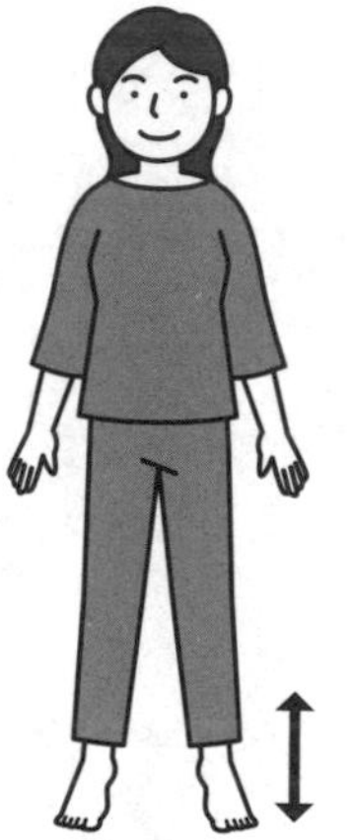

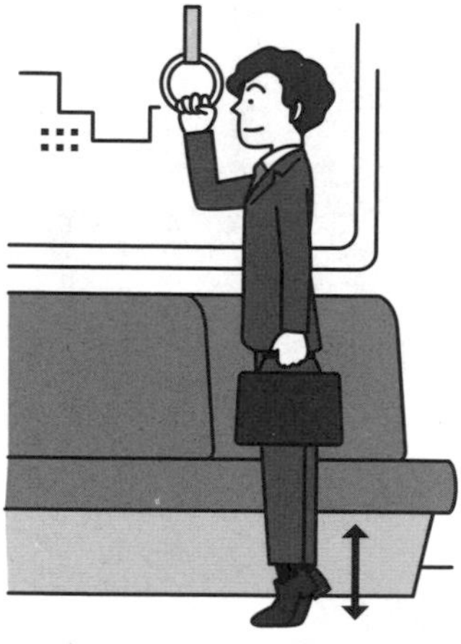

在電車中上下活動腳跟

利用日常生活中的小空檔促進擠乳作用！即使在通勤的電車上，也能抓住吊環，上下活動腳跟。

邊煮飯邊上下活動腳跟＋肩膀

等待食物煮滾的空檔，也能進行促進擠乳作用。踮腳 10 次花不到 1 分鐘，在活動腳跟的同時也聳肩再放下，效果會更好。

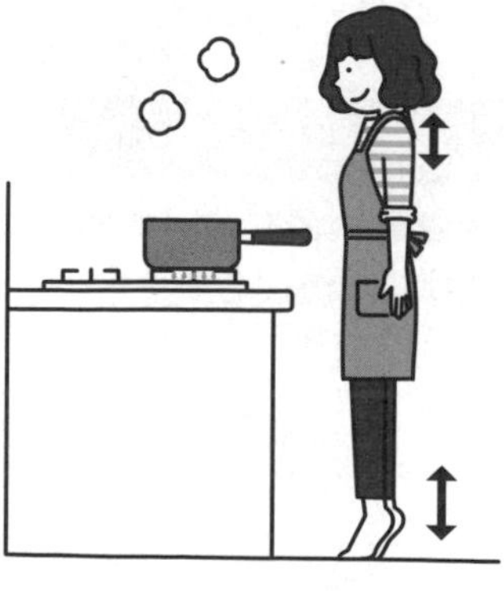

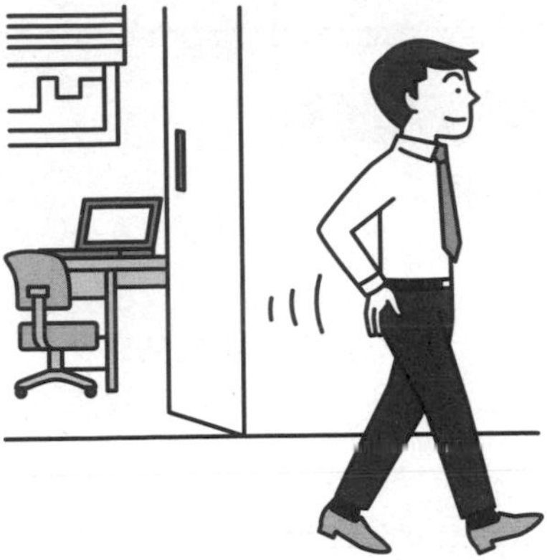

在工作的休息時間走路

擠乳作用的基本是走路。尤其長時間維持相同姿勢工作的人容易形成血栓，因此請偶爾休息一下，在辦公室內或附近走動。

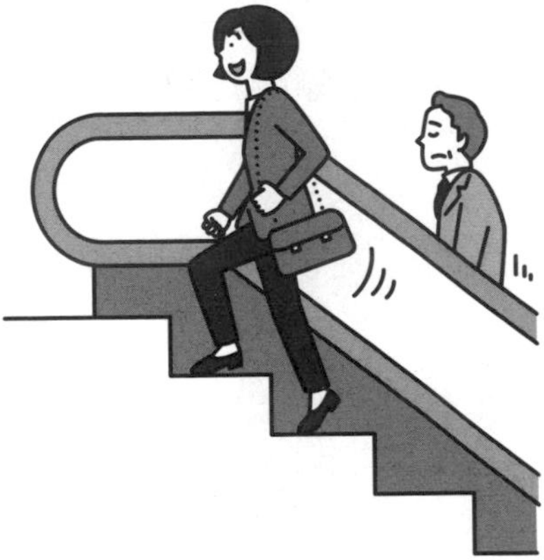

走樓梯，不要搭電梯

上下樓梯也能有效促進擠乳作用。在車站或公司請盡量走樓梯，不要搭電梯或手扶梯，但如果每次都一定要走樓梯會變成壓力，因此先從 1 天 1 次開始。

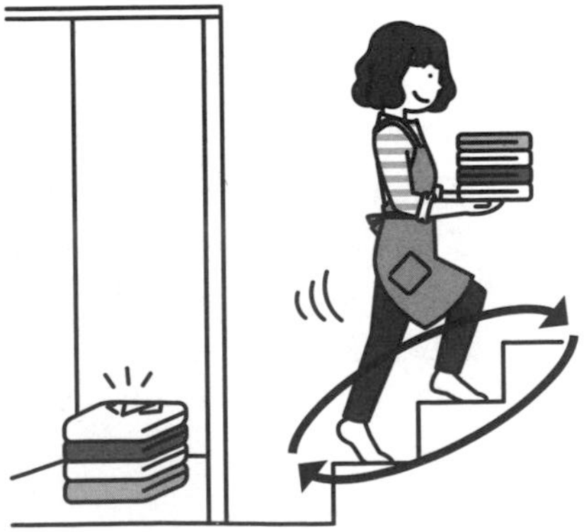

洗好的衣服，多分幾次拿

將洗好的衣服從 1 樓拿到 2 樓時，不要一次拿，而是多拿幾次等等，總之想辦法在日常生活中，多少增加一點運動量。

擠乳作用中級篇

踮腳尖走路

「踮腳尖走路」是強化小腿運動的方法。根據長年從事這項研究的吉松俊一與吉松俊紀表示，踮腳尖走路能夠對下半身施加體重 4 倍的負荷，增加小腿肚擠乳作用的效果，改善全身的血液循環，同時也能鍛鍊阿基里斯腱。

踮腳尖走路

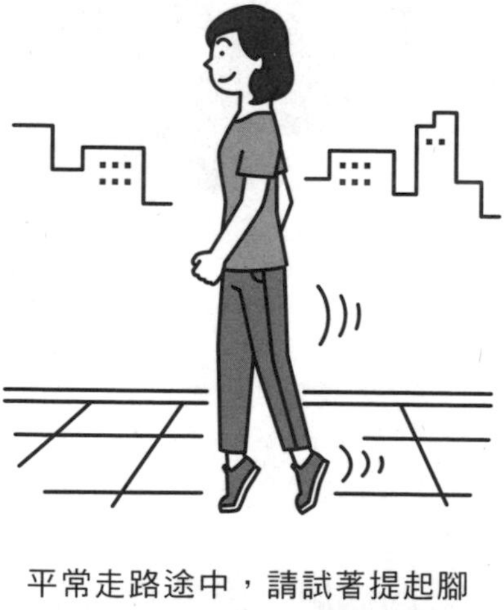

平常走路途中，請試著提起腳跟，用腳尖走路。為了避免太過勉強，可先從走 10 步開始，習慣之後再逐漸增加步數。

踮腳尖上樓梯

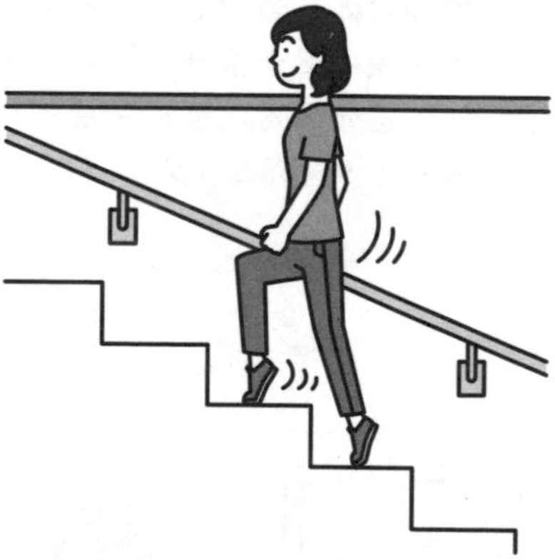

有自信的人可以挑戰踮腳尖上樓梯，可以給予小腿更大的負荷，促進全身血液循環，但務必注意不要踩空。

刺激腳底，血管回春

血液循環體操

二村八十子女士開發出來的這套血管循環體操，能夠改善全身血液循環，讓血管變得年輕。只要在坐著的狀態，用腳底拍打地板即可，非常簡單，由於輕鬆就能完成，我也在有空檔時就會拍拍地板。

①用右腳底拍打地板

習慣之後，右手也同時上下移動。

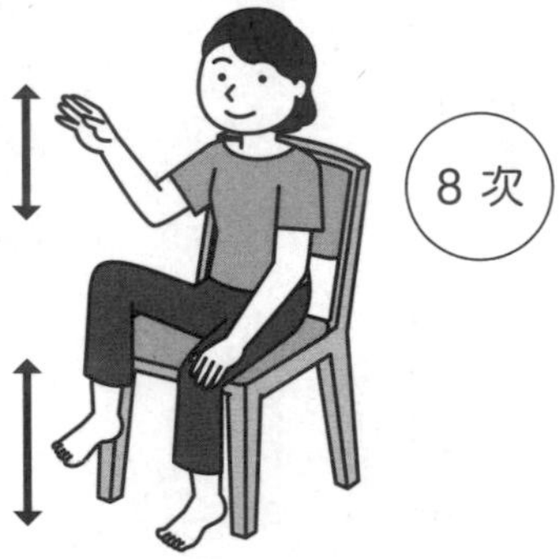

②用左腳底拍打地板

如果可以，左手也同時上下移動。

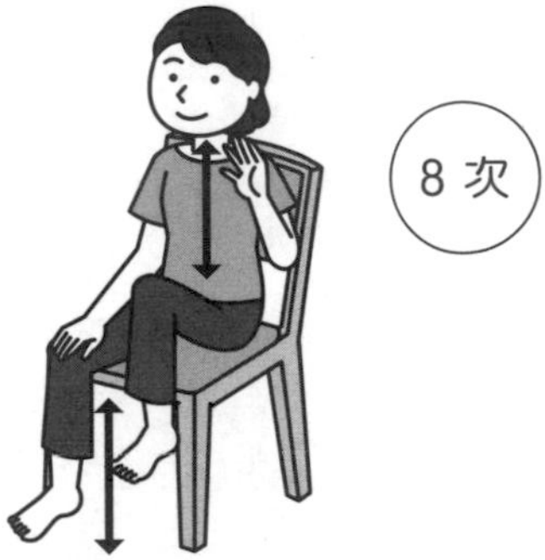

③左右腳交互拍打地板

習慣之後，左右手也交互上下。

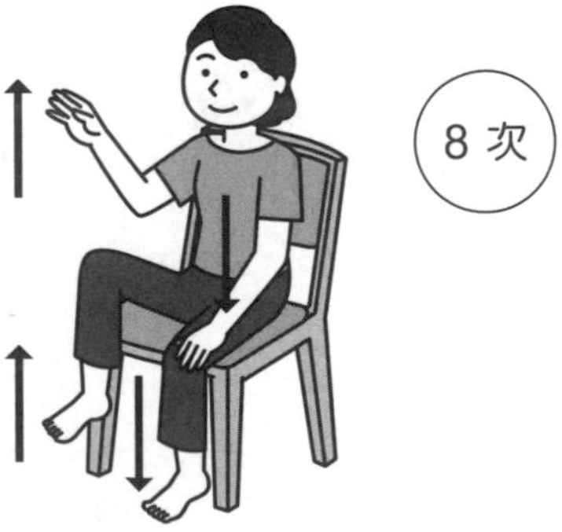

④右腳、左腳交互小動作拍打

縮小 ③ 的動作幅度，但速度加快一些。

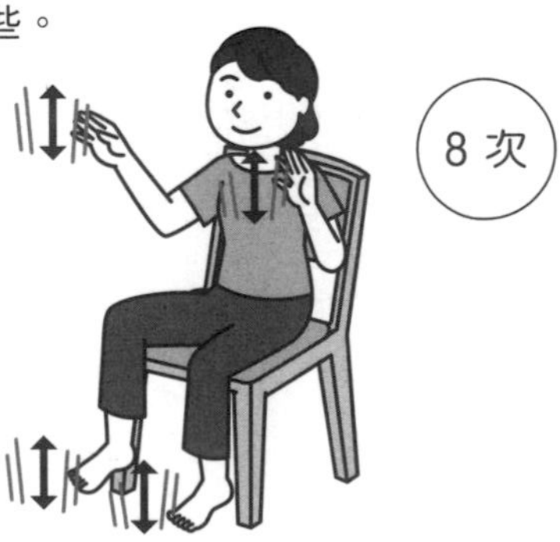

導致猝死的經濟艙症候群

擠乳作用是利用小腿肌肉的幫浦作用，幫助下半身的靜脈血液流回心臟。如果長時間維持相同的坐姿，沒有發揮這個作用，也沒有補充水分，血液就會滯留在下半身的靜脈，容易形成血塊（血栓）。

大家熟知的**「經濟艙症候群」也是因為長時間坐在飛機的座位上，導致血液滯留在膝蓋與鼠蹊部，並形成血栓的症狀**。這時如果突然從座位上站起來，血栓就會隨著血液從腿部流向心臟或肺，使得血栓堵塞肺動脈，出現胸痛、呼吸困難、腿部浮腫等症狀，引起肺栓塞，**嚴重時甚至會導致猝死，是非常可怕的疾病。高齡者、孕婦、肥胖者、有糖尿病或高血壓等慢性病的患者，更是必須注意**。

想要預防經濟艙症候群，首要之務是頻繁補充水分，最好盡量減少酒精的攝取。在機內請著寬鬆服裝，安全帶不要繫得太緊，除此之外，偶爾深呼吸，做點輕度的伸展運動也很重要。下一頁將介紹幾個在飛機內也能從事的腿部運動，讓各位參考。

利用腿部運動預防經濟艙症候群

①勾起腳尖

坐在位子上，雙腳腳尖往上勾。1 組 10 次。

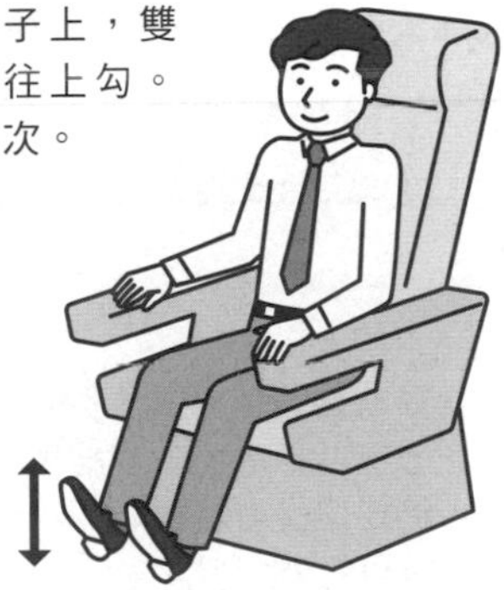

②腳跟＋肩膀上下移動

上下移動雙腳腳跟與肩膀。1 組 10 次。

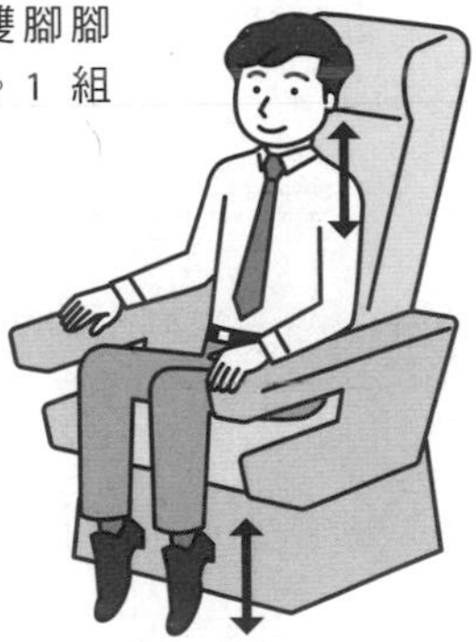

③轉動腳踝

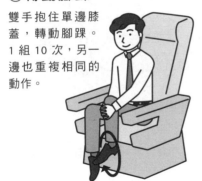

雙手抱住單邊膝蓋，轉動腳踝。1 組 10 次，另一邊也重複相同的動作。

④按摩小腿

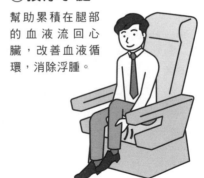

幫助累積在腿部的血液流回心臟，改善血液循環，消除浮腫。

※①～④ 隨時想到的時候就可以做。

【預防經濟艙症候群必須注意的事項】

◉頻繁**補充水分**　◉減少**酒精**攝取

◉穿著寬鬆服裝，**安全帶**不要繫太緊

◉**深呼吸**　◉偶爾在機內**走動**　◉進行**腿部運動**

養成每天的習慣！

血管回春伸展操

想要讓血管回春，就少不了有氧運動。而有氧運動中的伸展，能夠放鬆肌肉、擴張血管、促進全身血液循環等，具有各式各樣的效果。在室內輕鬆就能進行，因此請在日常生活中，養成每天數分鐘的伸展吧！

身心清爽地醒來

1 晨間伸展操

晨間伸展操能夠調整自律神經的平衡，確實開啟 1 整天的活動力。邊緩慢呼吸邊伸展身體，能夠促進血液循環、活化內臟功能，讓身體暖起來。

①

仰躺，將腳跟往外踢，維持 10 秒鐘。

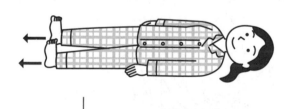

↓

②

雙手交握，將手臂往頭上舉，大幅度伸展，維持 10 秒鐘。

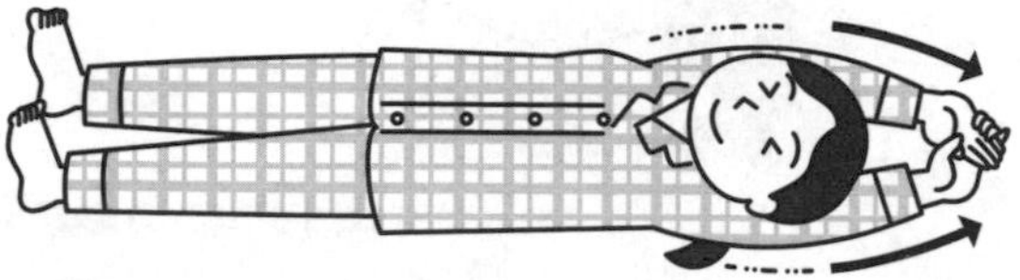

↓

③

雙腳彎曲，手臂抱住雙腿膝蓋，往胸口方向拉，維持 10 秒鐘。

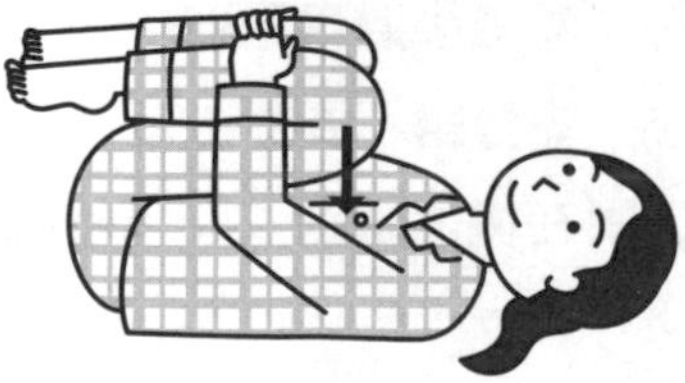

重複 ①～③ 的動作，直到自己覺得舒服為止（以下相同）。

放鬆身心，消除疲勞

❷ 夜間伸展操

夜間伸展操能夠消除累積在肌肉的疲勞物質乳酸，緩和肌肉與血管，讓身心放鬆下來。藉由活化副交感神經，帶來高品質的睡眠。

扭轉姿勢

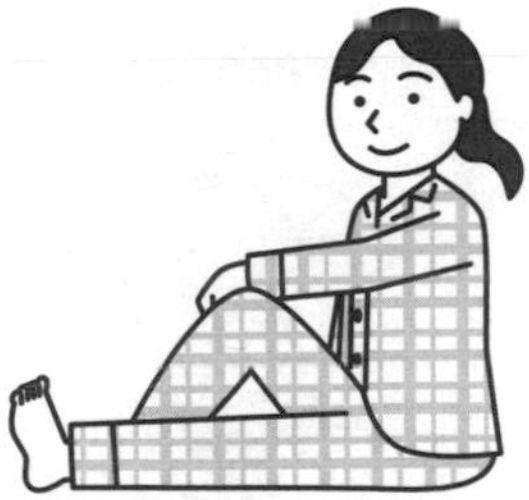

坐著伸直雙腿，接著將右膝立起，左手放在右膝外側。

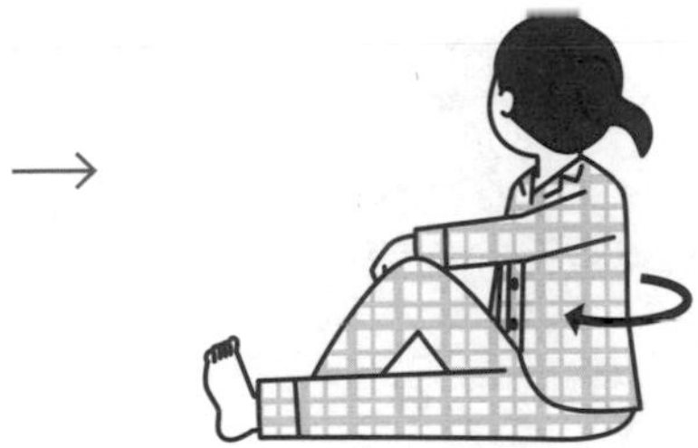

右手放在尾椎骨後方，上半身往右邊扭轉，慢慢吐氣並加稍微加深扭轉，維持 10 秒鐘，另一邊也重複相同動作。

抬腿體操

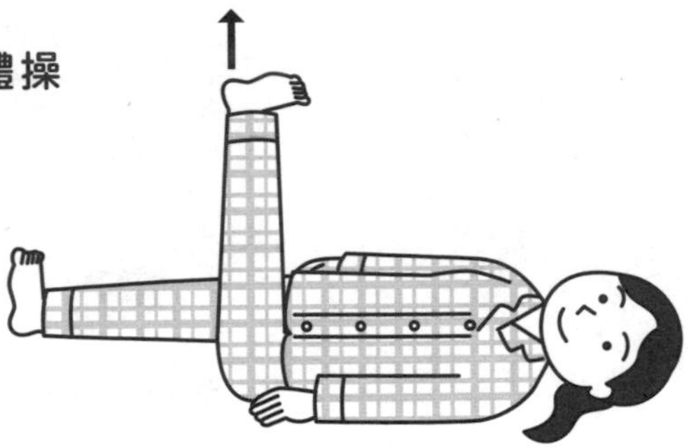

仰躺，將右腿往上伸直，就像在踢天花板一樣，接著左腿也重複相同動作。雙腿交互進行，直到自己覺得舒服為止。

【伸展的注意事項】

- 伸展時請緩緩呼吸，不要憋氣
- 動作前吸氣，邊伸展肌肉邊緩緩吐氣
- 停在幾乎快要覺得疼痛之前的舒服位置
- 緩慢進行避免產生反作用力
- 避免在用餐後進行

放鬆因為電腦作業而僵硬的肩膀

③ 辦公室伸展操

長時間維持相同的姿勢面對電腦，會因為血液循環不良而導致肩膀僵硬與圓肩。請透過伸展放鬆肩膀與肩胛骨的肌肉吧！這裡的動作與 P16-17 介紹的相同，是坐著的版本。

坐著的抱胸姿勢

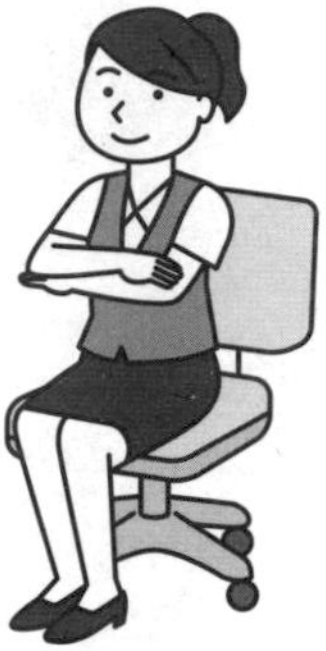

挺直背脊坐著，雙肘彎曲抱在胸前。

→

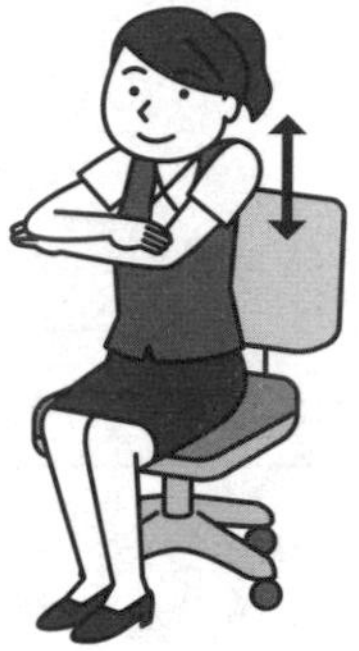

雙肩聳起，再放鬆肩膀力道落下。重複 10 次。

坐著的攤手姿勢

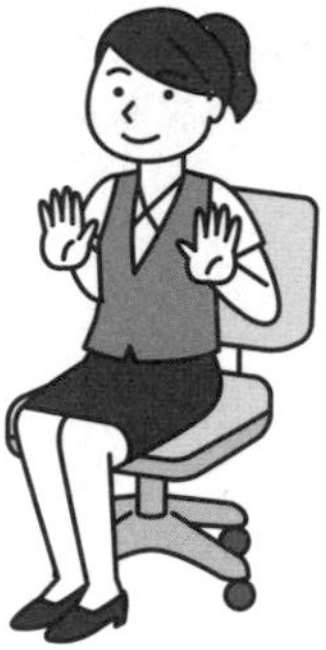

雙手手掌朝著前方放在胸前，張開胸口，肩胛骨靠攏。

→

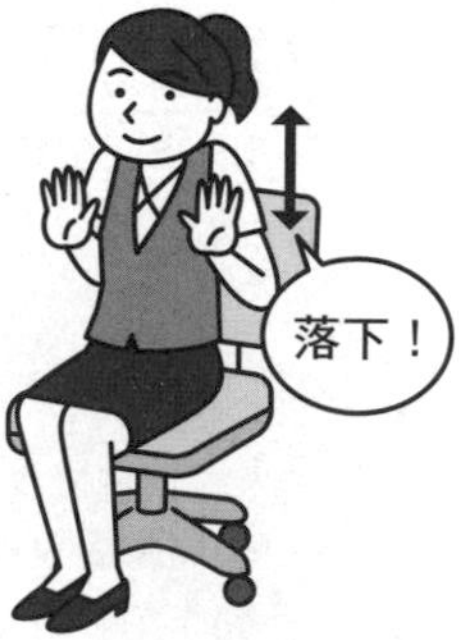

雙肩聳起，再放鬆肩膀力道落下。重複 10 次。

4 空閒伸展操

即使 1 次只伸展 2～3 分鐘，長期累積下來也能幫助血管回春。電視播放廣告時就是絕佳的伸展時間，請養成在空閒時間活動身體的習慣。

轉動腳踝

坐著，雙腿伸直，接著將右腳踝放在左腳上，左手抓住右腳，由外往內轉動 10 次。另一邊也重複相同動作。

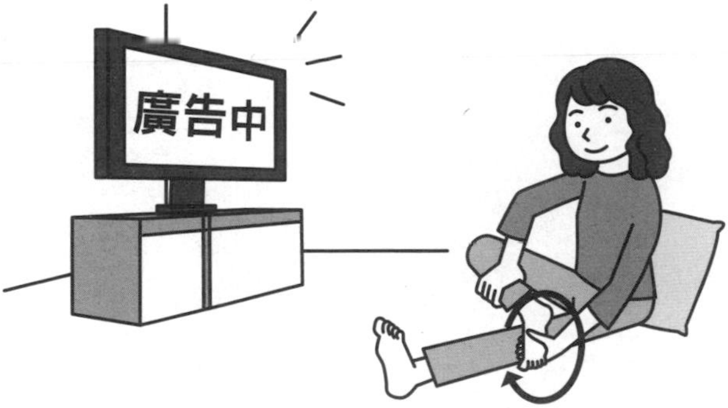

手腳握拳張開體操

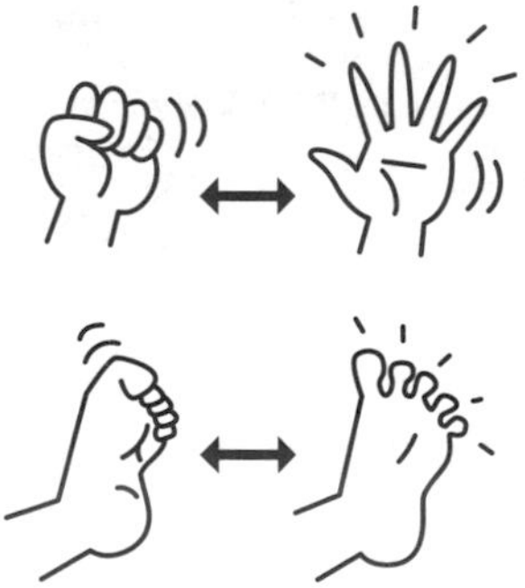

雙手握拳、張開反覆 10 次。雙腳的腳趾也同樣「握拳」「張開」反覆 10 次。坐著做、躺著做都可以，因此隨時都能進行。

手腳晃晃體操

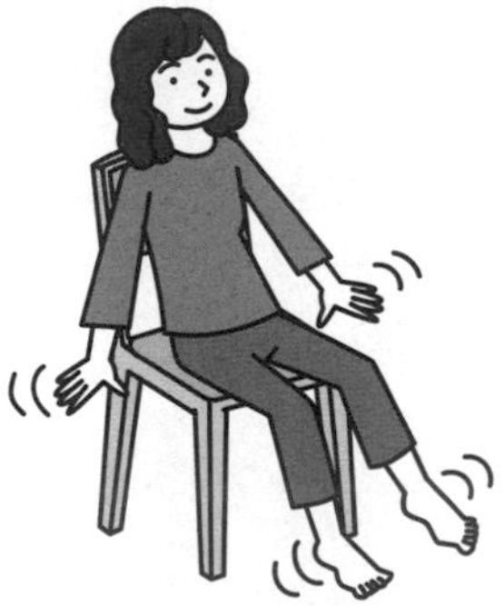

坐在椅子上，放鬆手腳的力氣，晃動雙手與雙腳。這個動作能夠促進全身血液循環，也能降低血壓。隨時想到的時候就晃一晃吧！

預防猝死超圖解

早晚1分鐘，養成好血管體質，
不只高血壓／高血脂／糖尿病／抽菸族群，
全齡適用家庭保健書

作者高澤謙二
譯者林詠純
主編呂宛霖
責任編輯周麗淑
封面設計羅婕云
內頁美術設計李英娟

執行長何飛鵬
PCH集團生活旅遊事業總經理暨社長李淑霞
總編輯汪雨菁
行銷企畫經理呂妙君
行銷企劃專員許立心

出版公司
墨刻出版股份有限公司
地址：台北市104民生東路二段141號9樓
電話：886-2-2500-7008／傳真：886-2-2500-7796
E-mail：mook_service@hmg.com.tw
發行公司
英屬蓋曼群島商家庭傳媒股份有限公司城邦分公司
城邦讀書花園：www.cite.com.tw
劃撥：19863813／戶名：書虫股份有限公司
香港發行城邦（香港）出版集團有限公司
地址：香港灣仔駱克道193號東超商業中心1樓
電話：852-2508-6231／傳真：852-2578-9337
製版・印刷藝樺彩色印刷製版股份有限公司・漾格科技股份有限公司
ISBN978-986-289-728-7
城邦書號KJ2058 **初版**2022年6月
定價380元
MOOK官網www.mook.com.tw
Facebook粉絲團
MOOK墨刻出版 www.facebook.com/travelmook

國家圖書館出版品預行編目資料

預防猝死超圖解：早晚1分鐘，養成好血管體質，不只高血壓／高血脂／糖尿病／抽菸族群，全齡適用家庭保健書 / 高澤謙二作；林詠純譯. -- 初版. -- 臺北市：墨刻出版股份有限公司出版：英屬蓋曼群島商家庭傳媒股份有限公司城邦分公司發行, 2022.6
160面；14.8×21公分. -- (SASUGAS ;58)
譯自：図解 最新医学でわかった突然死にならない方法 血管の病気はいちばん怖い
ISBN 978-986-289-728-7(平裝)
1.心血管疾病 2.猝死症 3.預防醫學 4.保健常識
415.3　　111007239